Aljoscha A. Schwarz / Ronald P. Schweppe

Von der Heilkraft der Schokolade

Genießen ist gesund

VERLAG PETER ERD MÜNCHEN

Die in diesem Buch aufgeführten Ratschläge wurden von Autor und Verlag sorgfältig geprüft. Eine Garantie bzw. Haftung kann jedoch nicht übernommen werden.

2. Auflage 1997
Umschlaggestaltung: Ulrich Ehrlenspiel,
unter Verwendung eines Fotos von Cyrano Botzenhart
Lektorat: Ulrich Ehrlenspiel
Redaktion: Dr. Sabine Klöhn-Tuttas
Copyright © Verlag Peter Erd, München 1997
Alle Rechte, auch die des auszugsweisen Nachdrucks,
der Übersetzung und jeglicher Wiedergabe, vorbehalten.

ISBN 3-8138-0428-3

Inhalt

Vorwort 7

Gesund ist, was schmeckt 11

    Warum Schokolade gesund ist 13
    Intuitiv genießen 17
    Die Kunst, zur richtigen Zeit das Richtige zu genießen 21
    Aber Mama hat gesagt 24
    Von Diätfallen und Fitnesswahn 27
    Nicht nur Frauen brauchen Schokolade 30
    Mit Genuß gegen Streß? 32
    Wie die Psyche den Körper heilt 35

Das Leben ist ein Fest 39

    Nehmen Sie die »Festperspektive« ein 40
    Genießen+Positiv Denken = Gesundheit und Wohlbefinden 42
    Ja zum Leben, ja zur Lust 44
    Der Mensch lebt nicht vom Brot allein 49
    Von der Kürze des Lebens 51
    Carpe diem – Pflücke den Tag! 53
    Genießen erlaubt! 55

Vom rechten Maß 58

    Auf die Dosis kommt es an 58
    Vom kleinen Unterschied oder
    »Zwischen Heilkraft und Gift« 60

Genießen heißt nicht konsumieren 61
Wenn Lust zur Sucht wird 63
Wege zum richtigen Maß 65

Die spirituelle Dimension der Lust 69

Kann Genießen Sünde sein? 70
Tantra, der Weg der Ekstase 71
Die kleine »Kakao-Zeremonie« 73
Mit Genuß ins »Hier und Jetzt« 75
Mit Genuß zum Seelenheil? 76
Vom sinnlichen zum liebevollen Leben 78

Ein Blick auf die kleinen Genüsse des Alltags 82

Mineralstoffe und Vitamine in Genußmitteln 82
Von der Heilkraft der Schokolade 90
Die Wahrheit, die im Wein liegt 99
Der zärtliche Duft des Kaffees 108
Das wunderbare Tabakskraut 119
Fleisch – noch immer ein Stück Lebenskraft? 127
Bier - der kraftvolle Gerstensaft 138
Zeit für eine Tasse Tee 149
Zucker – einige Worte zum »Süßen Gift« 157

Empfehlenswerte Literatur rund um das Thema Genuß 163

Vorwort

Liebe Leserin, lieber Leser,

wir wollen Sie mit diesem Buch zu einer kleinen Reise durch die Welt der Genüsse einladen. So sehr wir uns darüber freuen, daß Sie bereit sind, diese Reise mit uns anzutreten, so müssen wir doch auch eine kleine Warnung aussprechen und Sie darum bitten, sich gut anzuschnallen, denn wir werden einige holperige Strecken zurücklegen müssen.

Wer über Genüsse schreibt, und dabei auch noch den gesundheitlichen Aspekt im Auge hat, der kann sich natürlich kräftig in die Nesseln setzen. In unseren Tagen ist das Gesundheitsbewußtsein in der Bevölkerung ja enorm gewachsen, und die allgemeine Sensibilität gegenüber »schädlichen« und »giftigen« Einflüssen hat inzwischen schwindelerregende Höhen erreicht.

Und nun kommen wir und behaupten einfach, daß wir allesamt gut daran täten, genußvoll und lustvoll zu leben, ja daß wir Schokolade essen und Kaffee und Wein trinken dürfen, wenn uns danach zumute ist – und daß dies unserer Gesundheit nicht nur nicht schadet, sondern daß wir sie dadurch sogar noch fördern werden ...

Wir hören schon die ersten Ärzte und Heilpraktiker schimpfen, doch auch so manch ein gesundheitsbewußter »Normalbürger« wird jetzt fragend dreinblicken, die Augenbrauen skeptisch nach oben ziehen und sich wundern, was denn nun um alles in der Welt der Genuß mit der Gesundheit zu tun haben soll. Schließlich hören wir doch seit Jahren, wie gefährlich die Genußmittel sind, weshalb man einige von ihnen ja auch als Genuß»gifte« bezeichnet. Längst ist wissenschaftlich bewiesen, wie nachteilig sich Kaffee auf den Blutdruck, wie schädigend sich Nikotin auf die Lunge, wie katastrophal sich Alkohol auf Gehirn und Leber auswirken. Und nahezu täglich liest man in Illustrierten und Zeitungen, daß die meisten Zivilisationskrankheiten mit einer unvernünftigen Lebensweise, mit Übergewicht – und das heißt doch wohl auch mit Schokoladen-, Bier- oder gar (womöglich noch hormon- und BSE-verseuchtem) Fleischgenuß zusammenhängen.

Wer nun glaubt, daß wir vorhaben, den altbekannten Tatsachen zu widersprechen, der irrt. Natürlich kann und wird es im vorliegenden Buch nicht darum gehen, den Exzess zu predigen, Sie dazu zu überreden, sich mit Fleisch und Schokolade »vollzustopfen« und allabendlich trunken ins Bett zu fallen.

Schon Epikur (341-270 v. Chr.), der berühmte griechische »Philosoph der Lust«, hat darauf hingewiesen, welche Bedeutung dem vernünftigen Genuß zukommt, als er schrieb, daß es *»nicht möglich ist, lustvoll zu leben, ohne daß man auch vernunftgemäß, schön und gerecht lebt«*.

Doch wie sollen wir in unseren Tagen mit Genußmitteln umgehen? Obwohl Kaffee, Wein, Zucker, Fleisch usw. heute – vor allem in unserem Lande – ein sehr schlechtes Image haben, ist der Konsum von Genußmitteln natürlich nicht wirklich zurückgegangen. Immer noch ist die Zahl der exzessiv »Genießenden« – die Zahl der Alkohol- und Nikotinsüchtigen und derer, die an Übergewicht und an Zivilisationerkrankungen leiden – enorm hoch. All dies zeigt, daß wir es verlernt haben, *wirklich* zu genießen, anstatt nur zu konsumieren.

Im Grunde sind Genuß und Lust aber tatsächlich überaus wichtig, um gesund und glücklich leben zu können. Wir werden Ihnen zeigen, warum das so ist, und wir werden Sie auch auf die vielen, teils vergessenen, teils neuentdeckten *positiven* Wirkungen von Genußmitteln wie Kaffee, Tee, Bier usw. hinweisen. In der Lebensmittelforschung wurden inzwischen beispielsweise Bestandteile der Schokolade ausfindig gemacht, die uns dabei helfen, mit Streß besser fertigzuwerden. Über die Inhaltsstoffe der kleinen alltäglichen Genüsse, wie lebenswichtige Vitamine, Mineralstoffe und Spurenelemente, aber auch über ihre

Geschichte, ihre Gefahren und ihre Einsatzmöglichkeiten werden wir Sie im zweiten Teil unseres Buches informieren, und sicher werden Sie dabei entdecken, wie unangebracht ein schlechtes Gewissen oft ist, wenn Sie sich den Genüssen des Alltags hingeben.

Immerhin dürfen wir beim Thema »Genuß« nie vergessen, daß wir als menschliche Wesen allesamt dem »Lustprinzip« gehorchen. Seit Millionen von Jahren ist unser Gehirn darauf programmiert, Lust zu suchen und Schmerz zu meiden. Dies galt schon für den Urmenschen und Neandertaler. Und trotz aller Verfeinerungen und Verbesserungen, die unser Gehirn im Laufe der Jahrmillionen erfahren haben mag, ist das Grundprinzip bzw. das Grundprogramm, heute immer noch dasselbe. Da wir überleben und uns selbst und unsere Art erhalten wollen, suchen wir automatisch nach Wohlbehagen und Lust und versuchen, Unbehagen und Schmerz möglichst aus dem Wege zu gehen.

Wann immer wir es uns gutgehen lassen, regen wir dadurch unsere Lust- und Belohnungszentren im Gehirn an. Dies ist auch der Grund, weshalb wir uns nach einem guten Essen oder nach dem Genuß eines edlen Tropfen Weines so wohl fühlen und so befriedigt sind, falls wir uns anschließend nicht unnötigerweise mit einem schlechten Gewissen belasten.

Doch abgesehen von biologischen Gesetzen, die für den Genuß sprechen, gilt es, auf einer höheren Ebene auch das *eigentliche* Geheimnis des Genießens zu entdecken. Und dieses Geheimnis, das wir gemeinsam ergründen wollen, hängt damit zusammen, daß der bewußte, kontrollierte Einsatz von Genußmitteln uns das Tor zu unserer Sinnlichkeit und dadurch das Tor zum gegenwärtigen Moment öffnen kann.

Jeder Genuß ist prinzipiell zeitlich begrenzt. Doch innerhalb des Rahmens der zeitlichen Begrenztheit ist es möglich, die Intensität des Genießens oder die Intensität der Lust zu steigern – und hier treffen wir auf ein übergeordnetes Prinzip, das auch für unser ganzes Leben gilt und das besagt, daß wir die Dauer kaum, die Intensität aber sehr wohl steigern können. Und das ist das eigentliche Geheimnis eines erfüllenden, glücklichen Lebens.

Wie uns der Genuß, ja wie uns sogar so »weltliche« Substanzen wie die Genußmittel, mit einer tieferen Qualität des Seins in Berührung bringen können, das werden wir ebenfalls gemeinsam zu entdecken versuchen. Nur indem wir uns dem Thema »Genuß« auf einer höheren Ebene annähern, können wir lernen, was es *wirklich* heißt, sein Leben zu genießen, lustvoll zu leben, dem »Hier und Jetzt« zu begegnen und uns Zeit für das bewußte Genießen zu nehmen, wodurch wir dem Streß und der Hetze des Alltags besser die Stirn bieten können.

Wenn Sie zu Beginn dieser Lektüre vielleicht noch Probleme mit dem Genießen haben, weil Sie entweder Genußmittel in Bausch und Bogen verdammen oder nur mit schlechtem Gewissen genießen können – was dann natürlich kein großer Genuß mehr ist – oder auch, weil Sie eher dazu neigen, es mit dem »Genießen« (eigentlich müßte es heißen mit dem Konsumieren) zu übertreiben, so werden Ihnen die Zusammenhänge zwischen Genuß und Gesundheit, nachdem Sie dieses Buch gelesen haben, hoffentlich sehr viel klarer geworden sein.

Doch wir werden es natürlich nicht dabei belassen, Sie zu informieren, sondern wir werden Sie auch dazu »verführen«, unter verschiedenen Aspekten und unter Einhaltung gewisser »Regeln« mit Genußmitteln zu experimentieren. Auf diese Weise können Sie selbst erfahren, daß Körper und Seele tatsächlich zusammenhängen, und daß es nur einen Weg gibt, eine wirklich gute, ganzheitliche Gesundheit zu erlangen. Dies erreichen wir nicht dadurch, daß wir uns kasteien und wie so viele dem Diätstreß und Fitnesswahn zum Opfer fallen, sondern nur dadurch, daß wir unser seelisches Wohlbefinden und unsere Lebenslust steigern, indem wir anfangen, unser Leben bewußt und ohne schlechtes Gewissen zu genießen.

Gesund ist, was schmeckt

Wir alle wollen gesund sein – und das heißt nicht nur, daß wir frei von lästigen Beschwerden und Leiden sein wollen, sondern auch, daß wir uns einigermaßen wohl und fit fühlen möchten. Gesundheit ist bekanntlich ein hohes Gut – eine Tatsache, die uns meist um so bewußter wird, je weiter wir uns vom gesunden Zustand entfernt haben. Solange wir uns körperlich und seelisch wohlfühlen, denken wir selten an unsere Gesundheit, doch sobald uns die ein oder anderen kleinen oder gar größeren Wehwehchen zu quälen beginnen, wird der Ruf nach Gesundheit laut.

Wir alle mußten im Laufe der Jahre bereits Erfahrungen mit verschiedenen Erkrankungen machen, mußten zum Beispiel Kinderkrankheiten, Grippe, Fieber oder Kopfschmerzen ertragen, mußten vielleicht mitansehen, wie unsere Eltern oder Freunde an ernsthaften Erkrankungen litten. Und spätestens nach einem Besuch im Krankenhaus, wo uns in den Gängen und Krankenzimmern die ungeheure Mannigfaltigkeit der menschlichen Leiden ins Auge gesprungen sein mag, wird vielleicht der Wunsch nach möglichst umfassender Gesundheit in uns aufgekeimt sein, ein Wunsch der so alt ist wie die Menschheit selbst.

Nun leben wir in einer aufgeklärten Zeit. Nie waren die Diagnosen so genau, nie flossen die Informationen in solcher Fülle. In Fernsehsendungen, in Zeitschriften, Zeitungsartikeln, Büchern und neuerdings auch über das Internet können wir uns zum Thema Gesundheit informieren, und so sind wir heute wesentlich aufgeklärter, als es unsere Eltern noch vor wenigen Jahren waren. Kein Wunder also, daß wir alle inzwischen »wissen«, wie man denn nun eigentlich gesund bleibt.

Vor allem wissen wir aber, daß wir die Verantwortung für unsere Gesundheit selbst übernehmen müssen, denn während wir erblichen Veranlagungen und negativen Umwelteinflüssen relativ machtlos ausgesetzt sind, haben wir unsere Lebens- und Ernährungsgewohnheiten im großen und ganzen selbst in der Hand.

Sie können in der Tat jederzeit wählen, wie Sie sich ernähren, ob Sie lieber fernsehen oder joggen usw. Um Risikofaktoren, die die Entstehung der allermeisten Erkrankungen begünstigen, auszuschalten, brauchen Sie also nichts weiter zu tun, als gesund zu essen und gesund zu leben.

Allerdings ist die Sache bei genauerer Betrachtung nicht ganz so einfach. Wir werden nämlich täglich aufs Neue mit »Gesundheitstheorien« überflutet: mal heißt es, weniger Fett essen, dann wieder sich mehr bewegen und Sport treiben. Heute hören wir, daß wir nicht rauchen und keine Milch trinken, morgen, daß wir auf Sex verzichten und uns vor Erdstrahlen schützen sollten.

Um gesund zu sein, quälen wir uns durch Diäten und Fitneßprogramme, erlernen Atemübungen, nehmen Medikamente, Vitaminpillen, Bach-Blüten oder wir essen täglich Müsli und verteilen unsere Nahrungsaufnahme auf sechs kleine Mahlzeiten am Tag, weil das ja besonders »gesund« sein soll. Genaugenommen treiben wir im Grunde allerlei eigentümliche Dinge, von denen wir nicht einmal genau wissen, ob sie uns wirklich gesünder oder ob sie uns letztendlich nur neurotisch machen werden.

Hinzu kommt, daß Ärzte, Ernährungswissenschaftler, Heilpraktiker, Kräuterkundige, Pharmazeuten und andere »Experten« vollkommen unterschiedliche Theorien verbreiten, zwischen denen wir wie zwischen unterschiedlichen Strömungen, die uns in entgegengesetzte Richtungen wegzureißen drohen, hin- und herschwimmen, immer bestrebt, den Kopf über Wasser zu halten und nicht im Wirrwarr der verschiedenen Meinungen zu versinken.

Was ist gesund? Ist Milch gesund oder schädlich? Sind Medikamente gesund oder eher Kräuter und Kneippgüsse? Ist Vegetarismus gesund oder vielleicht Makrobiotik, oder sollen wir uns von Rohkost ernähren und in Yogamanier auf dem Kopf stehen? Und wie wär's mit der Hollywood-Diät?

Wenn Sie uns fragen, ist die Antwort einfach: *Gesund ist, was uns Freude macht, gesund ist, wozu wir uns hingezogen fühlen, und gesund ist vor allem, was schmeckt!*

Entspannen Sie sich also, vergessen Sie für eine Weile alles, was Sie über »richtige« Ernährung und eine »gesunde« Lebensweise gehört und gelesen haben, und folgen Sie uns in die Welt der Genüsse und die Welt der Lust. Wir versprechen Ihnen, daß dieser Ausflug einige Überraschungen für Sie bereithält und daß Sie möglicherweise einen vollkommen neuen Weg kennenlernen werden, um zu einer umfassenden Gesundheit von Körper und Seele zu finden, zu einer Gesundheit, die mehr ist als die Abwesenheit von konkreten Krankheiten und die sich spürbar in einem gesteigerten Wohlbefinden und einer größeren Lebenslust äußern wird.

Warum Schokolade gesund ist

Haben Sie Lust auf einen kleinen Test? Dann beantworten Sie die folgenden Fragen doch einfach spontan und ehrlich mit »Ja« oder »Nein«:

Test 1

- Schmeckt Ihnen Schokolade?
- Gönnen Sie sich öfters mal ein Eis, zum Beispiel im Sommer?
- Haben Sie sich schon einmal vor einer Tasse Kaffee und einem Stück Erdbeerkuchen ertappt?
- Trinken Sie gerne ab und zu einen guten Rotwein, wenn Sie sich mit Freunden treffen?
- Rauchen Sie womöglich auch noch?
- Essen Sie gerne Schnitzel, gebratenes Hähnchen oder ähnliches?
- Trinken Sie dazu dann vielleicht auch noch Bier?
- Genießen Sie Ihr Leben?

Auswertung

Die Auswertung ist einfach: Je mehr dieser Fragen Sie mit »Ja« beantworten müssen, desto schlimmer; und desto schlechter sollte auch Ihr Gewissen sein. Wenn Sie mehr als vier Fragen mit »Ja« beantworten mußten, ist es fast ein kleines Wunder, daß Sie nicht längst sterbenskrank sind, denn Sie wissen doch: Wein zerstört die Leber, Bier macht schrecklich dick und Männer können sogar Brüste davon bekommen, von Schokolade kriegt man Pickel, Fleisch verschlackt den ganzen Körper, Zucker zerstört den Darm und vom Rauchen bekommt man Lungen- und Kehlkopfkrebs. Sie können also getrost Ihr Schlußgebet sprechen.

Nachdem nun alles gesagt ist, könnte unser Buch an dieser Stelle eigentlich enden, wenn nicht ... ja wenn da nicht ein ungutes Gefühl in der Magengrube bliebe, das uns darauf hinweist, daß irgend etwas an den allgemein akzeptierten Gesundheitsregeln und Theorien faul sein könnte, ein Gefühl, das uns auch sagt, daß es womöglich noch eine andere Art zu leben gibt. Vielleicht ahnen wir, daß es möglich ist, gesund und ausgeglichen zu sein, ohne uns von unzähligen Zwängen und Regeln tyrannisieren zu lassen.
  Wir leben in einer sehr »gesundheitsbewußten« Zeit und wie wir schon gesehen haben, mangelt es nicht an Tips und Mythen, die inzwischen zu »geistigem Allgemeingut« geworden sind und die sich in unseren Köpfen niedergelassen haben, wo sie uns Angst machen und uns ein schlechtes Gewissen verursachen.
  Doch jetzt fordern wir Sie dazu auf, Ihre Ängste, Ihre Bedenken und vor allem auch Ihr schlechtes Gewissen über Bord zu werfen. Öffnen Sie sich für einige Informationen, die Ihnen anfangs vielleicht ungewohnt erscheinen, die Ihnen aber wahrscheinlich neue Perspektiven eröffnen und vor allem auch die Chance bieten, sich von den Fesseln der Vergangenheit zu lösen, ein neues Körperbewußtsein und eine neue Lebensqualität zu erlangen.

Wir werden Sie in diesem Buch mit einer Reihe von Thesen konfrontieren, und die wichtigsten davon lauten:

- Genießen ist gesund
- Sie können Ihrer Lust vertrauen
- Genießen erzeugt Wohlbefinden und Wohlbefinden erzeugt Gesundheit
- Genußmittel wie Bier und Schokolade sind wesentlich besser als ihr Ruf und enthalten eine Vielzahl an Vitaminen, Mineralstoffen und Spurenelementen
- Alles ist eine Frage der Dosierung
- Das Leben ist ein Fest, das wir genießen sollten
- Genußmittel können in vielen Situationen erheblich dazu beitragen, unsere Stimmung positiv zu verändern und Streß abzubauen
- Diäten, Verbote, Regeln und Zwänge engen uns ein und tragen nicht zu unserer Lebendigkeit und Gesundheit bei
- Rotwein, Schokolade, Bier, Schwarztee, Fleisch, Zucker, Kaffee und sogar Tabak sind, in kleinen Mengen genossen, alles andere als »ungesund«
- Es gibt eine spirituelle Dimension des Genießens, innerhalb derer wir unser Bewußtsein öffnen und erweitern können

Noch Fragen? Sie glauben uns nicht? Also gut, hier einige Beispiele, die Sie vielleicht ein wenig mehr überzeugen werden:

Beginnen wir mit der rein physiologischen Seite – auf die psychologischen Zusammenhänge werden wir noch zu sprechen kommen: Wußten Sie beispielsweise, daß Kaffee ein ausgezeichneter Kalium-, Nickel-, Eisen- und Zinklieferant ist? Während Kalium für die Nerven, die Muskeln und die Verdauung von großer Bedeutung ist und Nickel die Blutgerinnung stabilisiert, spielt Eisen für die Sauerstoffversorgung und Zink für die Wundheilung und die Vorbeugung von Infektionskrankheiten eine große Rolle. Und dann enthält Kaffee bekanntlich auch noch das Koffein, das zu den besten Muntermachern und Power-Stoffen für das Gehirn und die Konzentration zählt, die wir auf diesem Planeten kennen.

Vom Tee hingegen sagten schon die alten Chinesen, daß er »*das beste Mittel zur Heilung der zehntausend Leiden*« sei, wenngleich die zopftragenden alten Herren natürlich noch nicht wissen konnten, daß das im Schwarztee enthaltene Phosphor Gehirn und Nerven mit Energie versorgt, daß die Gerbsäure Bakterien zerstört und die Verdauung fetter Speisen unterstützt, daß die Kobaltquelle Tee auch beim Eiweißaufbau mithilft und die Eisen- und Jodaufnahme verbessert und daß das im Tee reichlich enthaltene Magnesium darüber hinaus unsere Immunabwehrkräfte aufpeppt.

Und was den Kakao und die oft beschimpfte und aus Diäten verbannte Schokolade betrifft, so weiß man inzwischen, daß unsere Schokoladensünden uns mit Mangan, Fluor, Kupfer und Zink, mit Phenyläthylamin und Theobromin versorgen, was unter anderem die angenehmen Folgen zeitigt, daß unser Körper besser entgiftet wird, die Bildung von roten Blutkörperchen reibungslos vonstatten geht, Wunden schneller heilen, unser Gehirn angeregt, die Konzentration erhöht und ein Gefühl, das mit dem des Verliebtseins verwandt ist, in unserem Kopf erzeugt wird.

Rotwein ist ein vorzügliches Mittel für das Herz und den Kreislauf, er enthält Eisen, Mangan und Jod und hilft bei Unruhe und Schlaflosigkeit.

Bier enthält unter anderem Vitamin B5, das bei der Reparatur geschädigter Zellen hilft und depressiven Verstimmungen vorbeugt, ferner Folsäure, einen »Gute-Laune-Stoff«, damit nicht genug auch noch das »Nervenvitamin« Niacin, sowie Biotin, das gegen Erschöpfung hilft und gut für Haut und Haare ist.

Natürlich ließe sich die Liste noch lange fortführen, doch wir wollen uns an dieser Stelle mit den genannten Beispielen begnügen, da wir auf die einzelnen Inhaltsstoffe der Genußmittel später ohnehin noch einmal zurückkommen werden.

Wir sehen aber schon, daß die Genußmittel weitaus besser sind als ihr Ruf, und das, obwohl wir uns bisher nur auf die chemischen Aspekte konzentriert und uns noch gar nicht damit beschäftigt haben, inwiefern Genußmittel unsere geistige Aktivität und unsere seelische Entspannung fördern.

Intuitiv genießen

Es gibt auf der ganzen weiten Welt nur einen einzigen Menschen, der wirklich weiß, was gut für Sie ist, und das sind Sie selbst. Nur Sie wissen, was Sie brauchen. Frösche lieben andere Speisen als Braunbären, Vögel brauchen etwas anderes als Fische, und auch Sie brauchen etwas anderes als Ihr Nachbar oder Ihr Ehemann.

Zugegeben, die Tiere haben hier einen kleinen Vorteil. Sie verfügen über ihren Instinkt. Der Instinkt ist die angeborene Fähigkeit, auf bestimmte Reize anzusprechen und sie mit Instinkthandlungen zu beantworten – einfacher ausgedrückt: Tiere spüren, was ihnen bekommt, da die Natur sie entsprechend »programmiert« hat. Abgesehen von einigen Ausnahmen, bei denen Instinkte Tiere zu recht merkwürdigem Verhalten veranlassen, bewegt der Instinkt sie in erster Linie zu einem Verhalten, das ihr Überleben sichert.

Bei uns Menschen ist die Sache etwas komplizierter, da unser Instinkt in starkem Maße von unseren Erfahrungen und unserem verstandesmäßigen Handeln überdeckt wird. Unser Denken hat unseren Instinkt also weitgehend ersetzt, und das ist auch der Grund, warum die vielen Ernährungstips und Diäten uns überhaupt tangieren. In der Tat denken wir ständig darüber nach, was wir essen und trinken dürfen und was nicht, und darüber, wie wir leben sollen. Dies führt zu einiger Verwirrung, die den Tieren erspart bleibt, denn der Frosch, um das Beispiel nochmals zu bemühen, wird kaum über die Zusammensetzung seines Frühstücks nachdenken – wie sollte er auch?

Trotz der großen Vorteile, die uns unser Denken beschert, bringt es uns doch auch einige Nachteile. Obwohl wir beispielsweise darüber nachdenken können, wieviel drei mal neun ist, oder wie lange wir mit dem Zug von München nach Rom brauchen, ist es alles andere als einfach, zu »erdenken«, was unser Körper braucht.

Und doch ist es sehr gut möglich, dies herauszufinden, denn obwohl wir uns als zivilisierte Menschen schon weit von unseren natürlichen Impulsen entfernt haben mögen, können wir doch jederzeit ein gewisses »Instinktpotential« nutzen, indem wir auf unsere Lust achten. Und zweitens haben wir eine weitere »Fähigkeit«, die uns dabei hilft, herauszufinden, was wir brauchen: die Intuition.

Während unsere Instinkte von einer niedrigeren Ebene gesteuert sind und mit unseren Trieben zusammenhängen, finden wir in der Intuition eine Möglichkeit, in unserem Inneren »gefühlsmäßig« das zu erfassen, was unsere Eingebung uns mitzuteilen hat.

Wir müssen wieder lernen, intuitiv jene Nahrungs- und Genußmittel herauszufinden, die für die Befriedigung unserer Bedürfnisse unerläßlich sind. Konkret bedeutet dies:

weniger denken – mehr spüren!

Es ist manchmal gut, zu analysieren und beispielsweise zu wissen, welche Mineralstoffe in Schokolade enthalten sind, da uns dies zum Beispiel bei Diskussionen einen gewissen Rückhalt gibt. Doch viel wichtiger ist es, zu spüren, was wir brauchen, unsere Sinne zu öffnen und uns unserer Lust anzuvertrauen. Unser Körper weiß sehr genau, was er braucht. Er verweigert die Dinge, die er nicht benötigt. Versuchen Sie einmal, einen Hund mit Peperonis zu füttern oder ein Kind, das keinen Rosenkohl mag mit Rosenkohl zu sättigen. Ihr Erfolg wird bescheiden sein.

Doch während Tiere ihre Instinkte haben und Kinder ihren natürlichen Bedürfnissen noch sehr nahe sind, ist unser Kopf bereits mit Ernährungsregeln, Vitamintabellen und Verbotsschildern angefüllt.

So verrückt es klingt, wir müssen uns zunächst ein wenig »bemühen«, unserer Lust wieder zu vertrauen und die Signale, die unser Körper uns immerzu in Form von Lust, Hunger, Appetit, Müdigkeit oder Unternehmungslust usw. schickt, ernstzunehmen. Vergessen Sie nicht: nur Sie wissen, was gut für Sie ist! Sie wissen es besser als sämtliche Diätapostel und Ernährungsgurus, besser als alle Zeitschriften oder Fernsehsendungen. Und wenn Sie das Gefühl haben, daß der Kaffee, den Sie nachmittags trinken, Ihnen gut tut, dann trinken und genießen Sie ihn um Himmels willen auch – und tun Sie es ohne schlechtes Gewissen!

Wie wär's mit einer kleinen »Übung«, die Ihnen dabei helfen soll, Ihren natürlichen Impulsen wieder mehr Aufmerksamkeit zu schenken?

Genußübung 1

Es geht bei dieser Übung darum, intuitiv zu erfassen, was Sie im Moment brauchen. Der Einfachheit halber werden wir die Übung mit einer kleinen Menge eines Getränkes ausführen. Legen Sie eine bestimmte Zeit für die Übung fest, zum Beispiel in einer Stunde oder gleich, nachdem Sie die folgenden Absätze gelesen haben.

In der ersten Phase der Übung geht es darum, intuitiv zu erfassen, mit welchem Getränk Sie sich gerade in diesem Moment eine kleine Freude bereiten können, und mit welchem Sie dies auf keinen Fall schaffen werden. Nehmen Sie sich ein wenig Zeit. Überprüfen Sie zunächst, ob Sie Lust auf ein bestimmtes Getränk haben. Selbst wenn Sie keinen Durst haben, wird Ihr Körper Ihnen Signale schicken, welches Getränk Sie wählen sollten.

Sobald Sie das Gefühl haben, daß ein bestimmtes Getränk, beispielsweise Kaffee, Tee, ein Glas Bier oder Limonade, vielleicht aber auch ein Likör Ihnen im Moment guttun würde, besorgen Sie sich dieses Getränk und gießen es in ein schönes Glas oder eine schöne Tasse. Machen Sie dasselbe mit einem anderen Getränk, auf das Sie im Moment nicht die geringste Lust verspüren. Stellen Sie die Getränke dann nebeneinander. Nehmen wir beispielsweise an, daß das Getränk, auf das Sie gerade keine Lust haben, eine Tasse Salbeitee und das, auf das Sie Lust haben ein Glas Rotwein, zum Beispiel ein Valpolicella, ist (natürlich könnte es auch umgekehrt sein, wer weiß ...).

Wenden Sie sich nun zunächst dem »unlieben« Getränk, wir werden es der Einfachheit halber als »Salbeitee« bezeichnen, zu. Riechen Sie am Tee, nehmen Sie einen kleinen Schluck, lassen Sie ihn ein Weilchen im Mund, nehmen Sie den Geruch und den Geschmack möglichst genau wahr und schlucken Sie den Salbeitee dann hinunter. Wiederholen Sie dies noch einmal und versuchen Sie, den Tee noch intensiver zu riechen und zu schmecken.

Als nächstes wenden Sie sich Ihrem »Lustgetränk« zu, in unserem Beispiel dem Valpolicella. Nehmen Sie das Glas in die Hand, betrachten Sie die Farbe des Weines, riechen Sie am Wein, spüren Sie, welche Gefühle dies in Ihnen wachruft. Nehmen Sie dann ein kleines Schlückchen, doch bevor Sie den Wein hinunterschlucken, sollten Sie ihn bei geschlossenen Augen noch ein Weilchen im Mund behalten, um den Geschmack möglichst intensiv zu erfassen. Wiederholen Sie auch diese Phase noch einmal.

Überlegen Sie sich, ob Ihre Intuition recht behalten hat, oder ob Sie sich getäuscht haben. War Ihre Lust auf das Getränk Ihrer Wahl größer als die Befriedigung, die es Ihnen gab? Wie fühlten Sie sich, nachdem Sie den Tee, und wie, nachdem Sie den Wein getrunken hatten? Konnten Sie einen weiteren Unterschied feststellen außer dem, daß Ihnen der Wein »besser geschmeckt« hat? Hat er in Ihnen zum Beispiel auch schönere Gefühle, mehr Wärme oder mehr Entspannung bewirkt? Oder war der Unterschied zwischen den beiden Getränken gar nicht so groß, wie Sie dachten?

Indem Sie vor jeder Mahlzeit immer wieder einmal prüfen, ob Sie überhaupt Lust auf Ihr Essen haben, und indem Sie versuchen, die Speisen und Genußmittel, die Sie zu sich nehmen, mit der höchstmöglichen Wachheit und Achtsamkeit anzuschauen, zu riechen und zu schmecken, werden Sie immer mehr Kontakt zu den Informationen bekommen, die Ihnen Ihr Körper schickt. Wenn Sie lernen, Ihrer »Inneren Stimme« zu folgen, wird Ihre Lust zu einem zuverlässigen Gefährten, der Ihnen dabei hilft, Fehler in Zukunft zu vermeiden.

Je besser der Kontakt zu Ihrer Intuition und Ihren natürlichen Instinkten ist, desto unwahrscheinlicher ist es, daß Sie für Sie ungünstige Nahrung zu sich nehmen oder blind irgendwelchen Regeln folgen, die für den, der sie aufgestellt hat, vielleicht günstig, für Sie jedoch möglicherweise sehr ungünstig sein mögen.

Die Kunst, zur richtigen Zeit das Richtige zu genießen

Wir haben soeben darüber gesprochen, wie ungeheuer wichtig es ist, seiner Intuition und seinen natürlichen »Instinkten« zu vertrauen, um herauszufinden, was wir wirklich brauchen. Wir haben gesehen, daß unser Körper am besten selbst weiß, was er braucht, und daß wir es eigentlich überhaupt nicht nötig haben, uns auf irgendwelche Regeln, Gebote und Verbote zu verlassen.

Unsere Intuition und unsere natürliche Lust helfen uns aber nicht nur dabei herauszufinden, *was* wir brauchen, sondern sie helfen uns auch dabei herauszufinden, *wann* wir es brauchen.

Haben Sie schon einmal darüber nachgedacht, was für eine gigantische Anzahl von Möglichkeiten es gibt, verschiedene Speisen zu verschiedenen Tages- und Jahreszeiten zu sich zu nehmen? Tatsächlich haben einige unerschrockene »Diätexperten« sich daran gemacht, komplizierte Systeme aufzustellen, die nicht nur erfassen, was wir essen dürfen, sondern auch noch, zu welcher Zeit wir was essen dürfen und was nicht. Aus mathematischen Gründen sind solche Systeme äußerst komplex, was bedeutet, daß sich aus den unzähligen Kombinationsmöglichkeiten zwischen Tages- oder Jahreszeit und Nahrungsmittel nahezu unzählbare Regeln ergeben.

Diese Regeln besagen beispielsweise, daß wir morgens nur Obst, im Winter keine Bananen, im Sommer keine Suppe, bei Vollmond keine Radieschen oder nach 20 Uhr rein gar nichts mehr essen dürfen, wenn wir nicht unter den schrecklichen Folgen unserer »Fehler« leiden wollen. Und tatsächlich ist es meist viel anstrengender, alle diese Regeln zu befolgen, als sie schriftlich aufzustellen. (Haben Sie schon einmal überprüft, ob die Gründer von Ernährungssystemen überhaupt nach ihren eigenen Regeln leben?)

Glücklicherweise können Sie sich auf der Stelle von allen komplizierten Ratschlägen befreien und einen sehr viel einfacheren Weg wählen, zur richtigen Zeit das Richtige zu genießen: Spüren Sie es einfach!

Haben Sie um Mitternacht Lust, ein Eis zu essen? Ist Ihnen morgens nach einem großen Müsli und einer Tasse Kaffee? Haben Sie heute Lust auf Trauben und Äpfel, morgen auf Nudeln und übermorgen auf Schokolade? Na wunderbar, dann wissen Sie ja, wie Sie zu handeln haben.

Wenn Sie möchten, können Sie dabei natürlich auch den Biorhythmus berücksichtigen. Es ist nämlich sehr wahrscheinlich, daß Sie am ehesten nachmittags Lust auf Kaffee haben, da unsere Leistungskurve zwischen 15 und 17 Uhr einen Tiefpunkt erreicht, wodurch der Wunsch nach einer kleinen Stimulierung wach wird.

Wie Sie wahrscheinlich wissen, unterliegen unsere körperlichen und geistigen Funktionen bestimmten Zyklen. Innerhalb von 24 Stunden gibt es dabei gewisse Schwankungen des Glukosespiegels im Blut, der Körpertemperatur, der Hormonausschüttung usw. Die in unserem Gehirn »eingebaute« biologische Uhr sorgt unter anderem dafür, daß wir tagsüber einen höheren Hormonspiegel, einen größeren Kalorienverbrauch, einen schnelleren Stoffwechsel und eine höhere Körpertemperatur haben als nachts. Auch sorgt sie dafür, daß wir morgens aufwachen und abends müde werden und nicht umgekehrt. Chronobiologen, die sich mit den Zusammenhängen des Biorhythmus beschäftigen, sind der Ansicht, daß unser ganzes Leben entscheidend von unserem Biorhythmus abhängt. Zweifellos ist dies auch bis zu einem gewissen Grad der Fall, und daraus ergibt sich, daß es günstig wäre, Genußmittel dazu einzusetzen, unseren natürlichen Rhythmus zu unterstützen. Das bedeutet konkret, daß wir vor dem Schlafengehen nicht unbedingt noch eine Kanne Bohnenkaffee trinken sollten.

Obwohl wir hier bestimmte Regeln aufstellen könnten, etwa die, morgens eher kräftig, abends besser bescheiden zu essen, Wein eher zum Essen, Bier lieber abends, Kaffee besser morgens oder nachmittags zu trinken und Zigaretten nach dem Essen zu genießen, ist es doch viel wichtiger, auch hier auf unsere »Innere Stimme« zu hören.

Immerhin handelt es sich beim Biorhythmus um eine innere Uhr, die nicht von künstlichen äußeren Regeln abhängt.

Daher können Sie sich auch auf Ihre inneren Impulse verlassen, denn es ist wirklich nicht nötig, den Zeitpunkt und die Zusammensetzung Ihrer Mahlzeiten von äußeren Regeln abhängig zu machen.

Genußübung 2

Wenn Sie die folgende kleine Übung durchführen, werden Sie bemerken, wie unnötig es ist, Regeln zu befolgen, da Sie ganz automatisch dazu neigen, das Richtige zu tun, wenn Sie die Zügel in Ihrem Leben ein wenig lockern.

Die Übung besteht darin, merkwürdige Dinge zu versuchen, indem Sie gegen Ihre Instinkte handeln. Zwei Beispiele seien genannt: Trinken Sie morgens früh nach dem Aufstehen ein großes Glas Bier – und zwar vor dem Frühstück. (Falls Sie zur Arbeit gehen müssen, sollten Sie die Übung auf das Wochenende verschieben. Falls Sie zur Alkoholsucht neigen, lassen Sie diese spezielle Übung besser ausfallen).

Spüren Sie, wie es Ihnen geht, während Sie das Bier trinken. Schmeckt Ihnen das Getränk? Haben Sie das Gefühl, daß das Bier genau das ist, was Sie gerade brauchen? Wahrscheinlich kaum. Spüren Sie ferner auch die Wirkungen des Bieres, indem Sie sich für den Rest des Vormittages genau beobachten. Sind Sie fit? Fühlen Sie sich wohl und leistungsfähig oder ist Ihnen eher nach einem Nickerchen zumute?

Die nächste Möglichkeit, gegen den Fluß der Lust zu schwimmen, besteht darin, am späten Abend Kaffee zu trinken. Trinken Sie also eine große Tasse Bohnenkaffee, bevor Sie ins Bett gehen, sozusagen als Schlummertrunk. Spüren Sie wiederum, wie Sie sich fühlen, während Sie den Kaffee trinken. Spüren Sie ebenso, wie sich der Genuß des Kaffees auf die Schlafqualität auswirkt. Können Sie noch gut einschlafen? Oder haben Sie eher ein Problem mit Ihrem Schlaf? Führen Sie diese Übung am besten nur dann durch, wenn Sie am nächsten Morgen nicht früh aufstehen müssen, um ins Büro zu gehen, da es sehr gut sein kann, daß Sie eine wenig erholsame Nacht hinter sich bringen müssen.

Obwohl die soeben beschriebene Übung, wie Sie wahrscheinlich gemerkt haben, nicht ganz ernst gemeint war, sind die Experimente an sich durchaus interessant. Tatsächlich helfen sie uns nämlich dabei, am eigenen Leib zu erfahren, daß wir nicht umsonst dazu neigen, zu bestimmten Tageszeiten bestimmte Genußmittel zu uns zu nehmen, sondern daß dies durchaus seinen Sinn hat. Und obwohl die meisten Menschen es vorziehen, abends keinen Kaffee und morgens kein Bier zu trinken, gibt es sicherlich auch Ausnahmen. In unserem Bekanntenkreis gibt es beispielsweise einen Fotografen, der behauptet, daß er auf Kaffee besonders gut schläft – für die meisten von uns ist das undenkbar.

Doch vergessen Sie nicht: Jeder braucht etwas anderes, und was dem einen guttut, mag den anderen völlig aus dem Gleichgewicht bringen.

Daher ist eine etwas extreme Übung, wie die obenstehende auch tatsächlich sinnvoll, denn vielleicht werden Sie ja herausfinden, daß Bier für Sie ein unverzichtbarer Bestandteil Ihres Frühstücks ist und Sie werden nicht mehr verstehen, wie Sie einen Acht-Stunden-Arbeitstag jemals ohne Ihr Frühstücksbier überstehen konnten, wer weiß ...

Aber Mama hat gesagt ...

Wer unter uns die Freuden des Lebens
am besten zu ertragen versteht,
ist meines Erachtens am besten erzogen.
Jean-Jacques Rousseau

Warum fällt es uns eigentlich so schwer, dazu zu stehen, daß wir den Genuß und die Genußmittel lieben? Woran liegt es nur, daß jeder genußvolle, sinnenfreudige Zustand allzuleicht von den düsteren Wolken der Schuldgefühle überschattet wird?

Wenn Sie uns fragen, hat dies in nicht unbedeutendem Maße mit unseren Konditionierungen zu tun. Obwohl es nicht nötig ist, jetzt in den Strudel tiefenpsychologischer Erörterungen abzutauchen, muß man doch ganz einfach sagen, daß wir noch heute von den Programmen beeinflußt sind, die unsere Eltern und Erzieher uns einstmals einprogrammiert haben.

Unsere Sicht der Welt ist eine manipulierte Sicht. Wir wurden bereits als Kinder manipuliert und werden es noch heute. Waren es früher unsere Eltern, die uns – wahrscheinlich ohne böse Absicht – ihre Ansichten, ihre Einstellungen und ihre Lebensphilosophie aufdrängten, die sie wiederum von ihren Eltern übernommen haben, so sind es heute die Medien, die uns zu manipulieren versuchen.

Erinnern Sie sich daran, wie Sie als Kind ermahnt wurden, bloß keine Süßigkeiten zu essen? Oder an die verzweifelten Versuche Ihrer Mutter, Sie davon zu überzeugen, daß Sie nur dann groß und stark werden könnten, wenn Sie die ungeliebte Kartoffelsuppe bis zum bitteren letzten Löffel aufäßen?

Vielleicht hatten Sie ja auch Glück mit Ihren Eltern, aber sicher haben viele von uns als Kinder darunter gelitten, wenn Ihnen verboten worden ist, Schokolade oder Kekse zu essen, fernzusehen oder mit Freunden zu spielen. Obwohl die puritanischen Zeiten weit zurückliegen, ist die Erziehung selbst in unseren Tagen oft noch relativ lustfeindlich.

»Ich verwerfe allen Zwang bei der Erziehung einer zarten Seele, die man für Ehre und Freiheit erziehen will. In der Strenge und den gebietenden Einschränkungen liegt, ich weiß nicht, wieviel Sklavisches«, schrieb bereits vor 400 Jahren der französische Schriftsteller Michel Eyquem, Seigneur de Montaigne (1533-1592).

Obgleich man – soll man nicht vollends verzweifeln – davon ausgehen möchte, daß die Menschheit im Laufe der Jahrhunderte dazugelernt hat, gibt es doch immer noch viele Anhaltspunkte dafür, daß »Strenge« und die »gebietenden Einschränkungen« auch in der heutigen Erziehung ihren festen Platz einnehmen.

Es würde hier zu weit führen, die Gründe für dieses elterliche Verhalten zu erörtern, da es uns auch gar nicht darum geht, ein gesellschaftskritisches Werk zu verfassen und uns damit zu beschäftigen, warum eine Erziehung, die ein reibungsloses »Funktionieren« des Individuums zum Ziel hat, verbreiteter ist, als eine, die das Individuum mit seiner Lust, seinen Emotionen und seinem kreativen Potential verbindet.

Hingegen geht es uns sehr wohl darum, in aller Deutlichkeit darauf hinzuweisen, daß Schuldgefühle und lustfeindliches Verhalten Sie weder glücklich, noch leistungsfähig, geschweige denn gesund machen werden.

Während Genießen durchaus schön und heilsam ist, sind Ängste, Schuldgefühle und andere negative Gedanken durchaus schädlich. Vergessen Sie also, was Mama gesagt hat, denn obwohl sie in manchen Dingen bestimmt recht gehabt haben mag, hat sie sich wahrscheinlich in anderen vollkommen getäuscht.

Genießen und Essen sollten einfach nicht mit Schuldgefühlen verbunden werden. Ein schlechtes Gewissen schadet letztlich auch unserem Körper, da negative Gedanken negative Wirkungen auf den ganzen Organismus zeitigen. Wir haben das gute Recht, unsere körperlichen und seelischen Bedürfnisse zu befriedigen, und wir sollten uns nicht mit falschen Schuldgefühlen belasten. Wenn wir unser Leben genießen, werden wir dadurch niemandem schaden – ganz im Gegenteil werden wir für unsere Mitmenschen sogar sehr viel angenehmer und nützlicher sein, wenn wir gerne leben, als wenn wir uns quälen. Was für einen Grund gäbe es also dafür, ein schlechtes Gewissen zu haben?

Wir haben bereits darauf hingewiesen, daß Sie selbst am besten wissen, was Sie brauchen und daß Sie Ihrer Intuition vertrauen können. Für den Fall, daß Sie trotzdem Schwierigkeiten haben, sich auf sich selbst zu verlassen, sollten Sie überprüfen, ob alte Muster Sie in Ihrer freien Entscheidung behindern.

Vielleicht sollten Sie sich ein wenig Zeit nehmen, um darüber nachzudenken, wie Ihre Eltern mit Lust und Sinnlichkeit umgegangen sind. Hatten Ihre Eltern selbst Probleme, ihr Leben zu genießen? Waren sie lustfreundlich oder eher lustfeindlich eingestellt? Vertraten sie die Ansicht, daß das Leben kein Zuckerschlecken ist und daß es am allerwichtigsten ist, sich seiner

Pflichten bewußt zu werden? Konnten Ihre Eltern damit umgehen, wenn Sie traurig waren oder sich vor Freude nicht mehr beruhigen konnten, oder wurden Gefühle eher unterdrückt? Genossen Sie ein Höchstmaß an Freiheit, oder war Ihre Erziehung eher streng?

Es geht hier nicht um eine Art von Therapie und noch weniger darum, Schuld zuzuweisen. Falls Ihre Erziehung Ihnen nicht gerade dabei geholfen hat, sich selbst zu vertrauen und Ihnen unnötige Regeln und Verbote auferlegt hat, so dürfen Sie nicht vergessen, daß Ihre Eltern selbst gefangen waren, daß sie möglicherweise selber leiden mußten und daß sie sicherlich ohne böse Absicht gehandelt haben.

Der einzige Grund, warum wir Sie auffordern, sich ein paar Gedanken über Ihre möglichen Konditionierungen zu machen ist der, daß die Erkenntnis dessen, aber auch das Verständnis für das, was in unserer Kindheit abgelaufen ist, uns bereits freier macht und es uns vereinfacht, unseren eigenen Weg zu finden.

Wenn wir wirklich zu einem lustvollen, erfüllten Leben finden wollen, wenn wir uns ein Höchstmaß an Wohlbefinden und seelisch-körperlicher Harmonie wünschen, ist es nun einmal absolut notwendig, daß wir uns von früheren Manipulationen durch unsere Erziehung sowie auch von momentanen Manipulationen durch Diätfallen und Fitneßwahn befreien.

Von Diätfallen und Fitneßwahn

Wir leben heute in einer Zeit, in der der reinste Schönheits-, Fitneß- und Diätkult betrieben wird. Von den Vereinigten Staaten ausgehend werden wir tagtäglich mit einer Fülle von neuen Diäten und Fitneßmethoden überschwemmt. In unserer von den Massenmedien beeinflußten Gesellschaft gibt es wohl kaum noch jemanden, der nicht insgeheim hofft, durch diese vielversprechenden Methoden ewige Jugend, Schönheit und Gesundheit zu erlangen. Neue Diäten schießen wie die Pilze aus dem Boden.

Der Schlankheits-, Gesundheits- und Fitneßvirus hat viele von uns infiziert, und so blicken wir ehrfürchtig auf die immer neuen Diäten, die uns tagtäglich erreichen.

Ganz ehrlich – haben Sie sich nicht auch schon mit der Hollywood-, der Kartoffel-, der Brigitte-, der Trennkost-, der Evers-, Rohkost-, Fit-for-Life-, Bananen- oder irgend einer anderen Diät herumgequält? Und haben Sie sich nicht auch schon dabei ertappt, wie Sie unzufrieden vor dem Spiegel standen und sich über überflüssige Pfunde und Fältchen in Ihrem Gesicht ärgerten?

Natürlich wäre es schön, wenn wir ewig jung blieben – doch leider will es die Natur nun einmal anders, und so werden wir eben einfach älter und damit übrigens auch reifer. Dies werden wir mit keinem Fitneßprogramm und keiner Diät der Welt verhindern können, das ist die schlechte Nachricht.

Doch es gibt auch eine gute! Je lebendiger Sie sind, je flexibler Sie mit Nahrungs- und Genußmitteln umgehen, je mehr Sie Ihr Leben genießen und je sinnlicher und lustbetonter Sie leben, desto glücklicher werden Sie sein und desto jünger und gesünder wird auch ihr Körper bleiben.

Die meisten Diäten haben sehr wenig mit Genuß zu tun. Diäten arbeiten mit Verboten, und so versucht jeder, der eine Diät durchführt, seine Eßgelüste zu unterdrücken. Übrigens gibt es durchaus Situationen, in denen wir freiwillig auf Nahrung und Genußmittel verzichten, weil sie uns ganz einfach nicht bekommen – nämlich vor allem dann, wenn wir krank sind und zum Beispiel eine Grippe oder Magenverstimmung haben. Hier sagen uns unsere natürlichen Instinkte, daß wir besser nichts essen sollten, aber das hat selbstverständlich nichts mit Diäthalten zu tun.

Inzwischen haben Ernährungswissenschaftler und Psychologen einige interessante Entdeckungen gemacht, die jede Diät absolut fragwürdig erscheinen lassen. Tatsächlich funktionieren Diäten im Grunde überhaupt nicht.

Beispielsweise hat man festgestellt, daß Diäten und Fasten im Körper Streß auslösen. Eine drastische Reduzierung von Zucker und Fett löst biochemische Reaktionen aus, die den Körper in Alarmbereitschaft versetzen. Die plötzliche Unterversorgung mit Nährstoffen während einer Diät führt dazu, daß wir unter Nervosität, Schlaflosigkeit, Ängsten und depressiven Verstimmungen leiden. Der Körper ist immer bestrebt, seine Vorräte zu schützen – und dies ist auch der Grund dafür, warum wir nach Diäten wieder um so mehr essen.

Sicher haben Sie schon vom berüchtigten »Jo-Jo-Effekt« gehört oder haben sogar am eigenen Leib erfahren, wenn Sie nach einer Woche Diät vielleicht vier bis fünf Pfund an Körpergewicht verloren haben, aber diese paar Pfund schon nach wenigen Tagen wieder auf die Waage brachten. Tatsächlich ist der Grund dafür, daß immer neue Diäten entwickelt werden, schlicht und einfach der, daß die alten nicht funktionieren. (Machen Sie sich keine Hoffnungen, auch die neuen funktionieren nicht).

Wenn man den Menschen sagt, daß sie ihre Eßgelüste unterdrücken müssen und daß sie auf keinen Fall sündigen dürfen, indem sie Eis oder Schokolade essen oder Bier zum Essen trinken, bewirkt man zunächst ein gewisses Maß an Streß und Frustration. Darüber hinaus bewirkt man aber auch, daß die Versuchung immer größer wird, je länger man auf die geliebten Substanzen verzichten muß.

Sie wissen ja: Was verboten ist, macht erst so richtig Spaß!

Schon als Kinder haben wir heimlich genascht, und noch heute tappen wir auf leisen Sohlen zu mitternächtlicher Stunde zum Kühlschrank, um uns ein Würstchen einzuverleiben, während unser ahnungsloser Ehepartner im Schlafe liegt und davon träumt, daß die gemeinsame Diät bei ihm/ihr anschlagen möge.

Zugegeben, die Ernährungsgewohnheiten bei vielen von uns sind alles andere als ideal. Es stimmt, daß wir oft zu viel und zu fett essen. Wer aber abnehmen will, der sollte sich weder mit Diäten quälen, noch sollte er Genußmittel wie Zucker oder Wein aus seinem Speiseplan verbannen, da er die Qual dadurch nur erhöht, ohne langfristig gesehen sein Gewicht wirklich zu reduzieren.

Sie werden staunen, wie effektiv kleine Veränderungen in der Ernährung sind. Wenn wir lernen, in vernünftiger Weise mit

Genußmitteln umzugehen, wenn wir uns außerdem angewöhnen, weniger zu essen und mehr Obst und Gemüse in unseren Speiseplan einzubauen, wenn wir vor allem aber lernen, den Signalen unseres Körpers zu vertrauen, dann werden wir Übergewicht langfristig abbauen, und wir werden uns vor allem immer fitter und wohler fühlen und das ganz ohne Streß und ohne unnötige Quälereien. Sie glauben uns nicht? Probieren Sie's aus ...

Nicht nur Frauen brauchen Schokolade

Vor einigen Jahren ist ein interessantes Buch von Debra Waterhouse mit dem Titel »Frauen brauchen Schokolade« auf den Markt gekommen (siehe Literaturempfehlungen), das sich ebenfalls mit dem Thema Lust und Genuß beschäftigt.

In ihrem Buch weist Debra Waterhouse ganz richtig darauf hin, daß Schokolade wertvolle Substanzen enthält beziehungsweise der Genuß von Schokolade diese Substanzen im Gehirn erzeugt. Eine besondere Rolle spielen dabei die Endorphine und das Serotonin, Stoffe, die für das Wohlbefinden des Menschen von außerordentlicher Bedeutung sind.

Serotonin ist ein Überträgerstoff im zentralen Nervensystem, der Gefühle der Ruhe und Ausgeglichenheit bewirkt. Ein niedriger Serotoninspiegel der Gehirnzellen führt zu depressiven Verstimmungen, Niedergeschlagenheit und Reizbarkeit, und oft reagiert der Körper dann mit Heißhunger auf kohlenhydratreiche Nahrungsmittel.

Im Gegensatz dazu erzeugen die Endorphine euphorische Gefühle und laden uns mit neuer Energie auf. Endorphine stimulieren darüber hinaus die Hautdurchblutung, wirken sexuell anregend und sollen sogar die Kreativität fördern. Ein niedriger Endorphinspiegel im Gehirn führt zu Müdigkeit und Konzentrationsschwäche.

Einerseits stimmt es natürlich, daß, wie Debra Waterhouse bemerkt, der Östrogen- und Progesteronspiegel im Gehirn sich während des Monatszyklus der Frau verändert und daß es dabei auch zu einer Senkung des Serotoninspiegels kommt. Der Serotoninspiegel sinkt nämlich nach dem Eisprung, also gegen Ende des Monatszyklus, was einen Energieabfall und Stimmungsschwankungen zur Folge hat. In dieser Zeit ist die Lust auf Süßigkeiten bei Frauen folglich besonders groß. Und auch in den Wechseljahren, in denen es zuweilen zu starken Stimmungstiefs kommen kann, ist der Wunsch nach kalorienreicher, zuckerhaltiger Nahrung eine biologische Reaktion. Erfüllt man sich diesen Wunsch, wird die Laune wieder besser.

Andererseits stimmt es aber nicht, daß nur Frauen Schokolade brauchen – und im Gegensatz zu Debra Waterhouse kennen wir persönlich sehr viele Männer, die Schokolade über alles lieben. Daß die Eßbedürfnisse der Frau ein Spiegel dessen sind, was ihr Körper braucht, trifft genauso für den Mann, sogar für das Kaninchen zu. Schließlich wollen auch Männer glücklich sein, weshalb auch sie dazu neigen, eine Absenkung des Endorphin- und Serotoninspiegels durch den Griff zu Schokolade oder anderen Süßigkeiten auszugleichen.

Möglicherweise stimmt es, daß Männer seltener Heißhunger verspüren als Frauen und daß sie auch nicht ganz so oft zu Schokolade, Eis sowie kohlenhydrathaltigen Speisen wie Nudeln greifen, obwohl man es bezweifeln mag. Sicher ist aber, daß Menschen, die in schwierigen Lebenssituationen stecken und unter Streß stehen, gerne einmal ein Stückchen Schokolade essen, und dies unabhängig von ihrem Geschlecht.

Wenn man überhaupt den Wunsch hat, die Dinge zu pauschalisieren, so muß man sehen, daß besonders Kinder und alte Menschen Süßigkeiten oft geradezu in rauhen Mengen vertilgen. Während Kinder kaum eine Gelegenheit auslassen, um zu naschen (worauf natürlich auch die Werbung längst reagiert hat), können wir auch bei den älteren Damen und Herren beobachten, mit welcher Vorliebe sie beim Kaffeeklatsch zur Torte oder zu Pralinen greifen.

Als Seelentröster ist Schokolade jedenfalls kaum zu schlagen, und solange es Anlaß dazu gibt, die Seele zu trösten, solange wird auch die Lust auf Schokolade kaum versiegen.

Vergessen wir nicht, daß jeder Mensch sich nach Wohlbehagen sehnt und daß die Lust auf Genußmittel als Mittel, unser Leben zu genießen, vollkommen natürlich und begrüßenswert ist, solange wir in vernünftigem Maße damit umgehen und die Sache nicht übertreiben. Anders ausgedrückt: Frauen brauchen Schokolade, Männer brauchen Schokolade, Kinder, Senioren – wir alle brauchen sie!

Mit Genuß gegen Streß?

Seit der Biochemiker und Streßforscher Hans Selye den Streßbegriff 1936 erstmals definierte, ist das Wort »Streß« immer populärer geworden. Wir alle wissen heute, was Streß ist und daß wir immer dann gestreßt sind, wenn die äußeren Anforderungen und Reize uns überfordern.

Sicher haben auch Sie schon unzählige Momente erlebt, in denen überhaupt nichts mehr zu klappen schien, in denen andere hohe Erwartungen in Sie setzten, die Sie nicht mehr erfüllen konnten oder wie hektische Situationen streßtypische Alarmreaktionen auslösten was konkret bedeutet, daß Sie zu schwitzen begannen, Ihr Herz schneller schlug und Sie einen unangenehmen Druck in der Magengegend verspürten.

Inzwischen ist hinlänglich bekannt, daß Streß uns krank macht. (Eigentlich müßten wir von Disstreß, dem schädlichen, belastenden und krankmachenden Streß sprechen, denn es gibt auch die Art von Streß, die unserem Leben die nötigen Reize gibt und die beispielsweise auftritt, wenn wir tanzen gehen oder uns sexuellen Freuden hingeben, den sogenannten »Eustreß«).

Durch Leistungsdruck, Prüfungen und andere soziale und psychologische Streßfaktoren erkranken mit der Zeit auch unsere Organe. Vor allem das Herz und die Verdauungsorgane reagieren empfindlich, wenn wir Streß ausgesetzt sind. Heute wird oft versucht, Streß mit Hilfe von Medikamenten oder, im günstigeren Falle, mit Kurzurlauben aufzulösen.

Es gibt aber auch sehr viel einfachere Möglichkeiten, Streß zu entschärfen, zum Beispiel Entspannungsübungen wie das Autogene Training.

Was um alles in der Welt, werden Sie sich nun fragen, hat dies alles mit Genießen zu tun? Die Antwort ist einfach: Der Grund dafür, daß Entspannungsübungen uns dabei helfen, Streß abzubauen, ist der, daß Anspannung, Zwang und Hektik Streß bewirken, Entspannung, Ruhe und Gelassenheit Streß jedoch wieder abbauen. Sehen Sie den Zusammenhang schon?

Was könnte es für eine einfachere Möglichkeit geben, die Hektik des Alltags zu unterbrechen, als die, daß wir uns immer wieder aus dem Alltag »herausnehmen«, uns eine kleine Pause gönnen und ein wenig Abstand zu den Sorgen und Anforderungen der Welt schaffen? Und tun wir im Grunde nicht genau das, wenn wir uns in einer Pause eine Zigarette anzünden oder uns zu einer Tasse Tee oder Kaffee zurückziehen, um ein wenig zur Ruhe zu kommen?

Ja, sogar ein ganz banales Mittag- oder Abendessen mit einem guten Glas Wein und einem kleinen Dessert stellt eine legitime Möglichkeit dar, wieder zu sich zu kommen und Ruhe zu finden. Die Voraussetzung dafür ist natürlich, daß wir uns dann auch auf den Genuß konzentrieren und nicht nebenbei streiten oder fernsehen.

Was geschieht denn eigentlich, wenn wir uns für die »leiblichen« Genüsse (die immer auch seelische sind) öffnen?

Unser Geschmacks- und unser Geruchssinn stehen in direkter Verbindung zu unserem Gehirn. Gleichgültig, ob wir uns über einen Teller Spaghetti Bolognese oder eine Tasse Kaffee beugen – die in der Luft befindlichen Moleküle des Duftes kommen beim Einatmen in Kontakt zur Nasenschleimhaut, die mit mehreren Millionen Riechnervenzellen ausgestattet ist. Bei jedem Kontakt mit einem Duftmolekül geben diese Zellen Nervenimpulse ab, die an das Gehirn weitergeleitet werden. Der Teil des Gehirns, der mit der Nase verbunden ist, wird als Limbisches System bezeichnet – ein entwicklungsgeschichtlich sehr alter Teil des Gehirns, der nicht nur für die lebenserhaltenden Funktionen verantwortlich ist, sondern auch den Kontakt zwischen Bewußtseinsvorgängen, Gefühlen, körperlichen Vorgängen und dem Hormonhaushalt herstellt.

Je intensiver wir Gerüche wahrnehmen, desto mehr regen wir dadurch bestimmte Teile unseres Gehirns an, wodurch wir Wohlbehagen und Glücksgefühle erfahren. Der Geruchssinn vereint sich mit dem Geschmackssinn. An die 2000 Geschmacksknospen auf der Zunge unterscheiden die verschiedenen Geschmacksrichtungen wie süß, sauer oder bitter.

Der Geschmackssinn hilft uns, ungenießbare und schädliche Substanzen auszumachen, um sie dann auszuspucken beziehungsweise in Zukunft zu meiden. Die Geschmacksimpulse, die durch Genußmittel wie Schokolade, Kaffee aber auch Bier oder Wein ausgelöst und mittels der Geschmacksrezeptoren an das Gehirn weitergeleitet werden, werden normalerweise nicht gerade als unangenehm empfunden – ganz im Gegenteil!

Wir wissen eben, was gut für uns ist und was nicht. Obwohl die Riech- und Schmeck-Mechanismen relativ schwer nachvollziehbar sind, wissen wir doch sofort, ob uns etwas schmeckt und ob wir etwas (oder jemanden) »gut riechen können« oder nicht.

Je bewußter wir genießen, je intensiver wir den Duft und den Geschmack der Genuß- und Nahrungsmittel aufnehmen, desto entspannter und lustvoller wird unser Alltag.

Gehirnforscher bestätigen heute, daß Alltagsdrogen (ein Wort, das wir nicht gerne verwenden, weil es mit zahlreichen negativen Assoziationen belegt ist, obwohl sich »Droge« zunächst einmal nur auf Substanzen bezieht, die als Arzneimittel verwendet werden) Lustgefühle in uns erzeugen, die die seelische und körperliche Gesundheit fördern, wenn sie gleichmäßig über den Tag verteilt werden.

Um zu genießen, müssen wir uns etwas Zeit nehmen, denn Hektik und Genuß schließen sich naturgemäß aus. Indem wir uns aber etwas Zeit für die Befriedigung unserer Bedürfnisse nehmen, entspannen wir uns ganz automatisch. Daraus folgt:

- Genießen hilft uns, wieder zur Ruhe zu kommen
- Genießen hilft uns, positive Signale an unser Gehirn zu schicken
- Genießen hilft uns, Streß abzubauen.

Im Gegensatz dazu verursachen alle Methoden, die mit Zwang, falsch verstandener Disziplin, Verboten usw. arbeiten Streß, da sie uns unter Druck setzen und uns von unseren natürlichen Impulsen abschneiden. Haben Sie schon einmal einen glücklich und zufrieden wirkenden Asketen gesehen? Wir nicht.

Wie die Psyche den Körper heilt

Wir haben zu Beginn dieses Kapitels über Gesundheit gesprochen. Jeder möchte gesund sein, und das Thema Gesundheit stand noch nie zuvor so sehr im Mittelpunkt des allgemeinen Interesses wie heute.

Trotz aller neuen Informationen von Medizinern, Gehirnforschern und Psychologen, die auf den Zusammenhang zwischen seelischem und körperlichem Befinden hinweisen, konzentrieren sich die meisten von uns bei der Gesundheitspflege ausschließlich auf ihren Körper und vernachlässigen dabei die seelische Seite. Konkret heißt das, daß wir enorme Anstrengungen unternehmen, um unseren Körper zu stärken.

Wir treiben Sport, versuchen, unsere Muskulatur auszubilden, machen Rückenübungen, um unsere schlechte Haltung zu verbessern und schlucken Medikamente, Vitamintabletten und Wundermittel aller Art, um gesund zu bleiben. Natürlich versuchen wir auch, uns möglichst gesund zu ernähren, und das ist der Grund dafür, daß viele von uns sich nicht trauen, Genußmittel wie Kaffee, Wein oder Schokolade zu sich zu nehmen, da sie glauben, daß diese Substanzen ganz furchtbar ungesund sind.

Wie sieht es bei Ihnen aus? Schlucken Sie Vitamin- oder Mineralstoffpräparate? Besitzen Sie ein Trimm-Rad oder ein paar Hanteln? Nehmen Sie heilkräftige Mittel ein, zum Beispiel Knoblauchkapseln, Schwedenbitter, Ginsengtee oder ähnliches? Führen Sie regelmäßig Rücken-, Fitneß-, Gymnastik- oder Atemübungen durch? Ernähren Sie sich kalorien- und vitaminbewußt?

Wenn ja, dann brauchen Sie sich darüber natürlich keine Sorgen zu machen, denn es ist ja durchaus gut und gesund, sich zu bewegen, Sport zu treiben, »Power-Präparate« einzunehmen und sich »gesund« zu ernähren. Trotzdem möchten wir Ihnen nun eine wichtige Frage stellen, die Ihnen vielleicht dabei helfen wird, das Thema Gesundheit aus einer ganz neuen Sicht zu sehen. Diese Frage lautet: *Wo bleibt die Seele?*

Wissen Sie, daß unser seelischer Zustand für unsere Gesundheit sehr viel wichtiger ist, als allgemein angenommen wird? Seelische Ausgeglichenheit und Lebensfreude sind in der Tat die besten Heilmittel!

Es gibt Menschen – und sicher werden auch Sie einige von ihnen kennen – die scheinbar überhaupt nicht gesund leben. Sie essen viel zu viel, sie essen Fleisch, trinken zu viel Alkohol und rauchen womöglich auch noch. Sie haben wahrscheinlich noch nie einen Sportplatz betreten, und sie besitzen nicht einmal ein Paar Joggingschuhe. Nicht genug damit, daß sie immer noch leben, obwohl sie nach den Theorien der meisten Gesundheitsapostel eigentlich schon längst tot sein müßten, sie sind noch nicht einmal sterbenskrank. Ganz im Gegenteil erfreuen sie sich bester Gesundheit, sind lustig und fidel und bekommen im Winter nicht einmal einen Schnupfen.

Wenn Sie nun glauben, daß diese Leute ein Wundermittel verwenden, das sie dazu befähigt, trotz offensichtlicher »Fehler« in ihrer Lebens- und Ernährungsweise gesund zu bleiben, dann haben Sie Recht! Das Wundermittel besteht darin, daß sie psychisch ausgeglichen und guter Dinge sind, daß sie sich von unnötigen Sorgen fernhalten und ihr Leben genießen.

Beispiele hierfür gibt es genug. Wer kennt nicht irgendwo in seinem Bekanntenkreis die berüchtigte, Zigarren rauchende Urgroßoma oder hat nicht irgendwann etwas über den ältesten Menschen der Welt gelesen, der weit über sein hundertstes Lebensjahr hinaus täglich sein Gläschen Reiswein trank?

Die Seele heilt den Körper und wer bis ins hohe Alter gesund bleiben will, der braucht nichts anderes zu »tun«, als sich wohl zu fühlen. So einfach ist das.

Übrigens gibt es auch wissenschaftliche Erkenntnisse, die bestätigen, was uns der gesunde Menschenverstand ohnehin sagt. Aus der Psychosomatik wissen wir, wie eng Seele und Körper, also *Psyche* und *Soma* zusammenhängen, und daß die Trennung zwischen Körper und Seele im Grunde unsinnig ist, auch wenn das analytische Denken geneigt ist, ein zusammenhängendes Ganzes in seine Teile zu zerlegen. Die Psychosomatik ist der Bereich der Medizin, der den Zusammenhang zwischen seelischem Befinden und körperlicher Gesundheit erforscht. Die psychosomatische Forschung bestätigt, daß die Seele einen direkten Einfluß auf die Abläufe im Organismus hat.

Sicher wissen Sie, daß unser Körper und unsere Organe negativ reagieren, wenn wir Angst haben oder unter Dauerspannung stehen. Wir alle kennen den Manager, der allzufrüh seinen Herzinfarkt erleidet, den über Jahrzehnte unterdrückten Angestellten, dem seine nervösen Anspannungen auf den Magen schlagen, wodurch sich dann ein Magengeschwür bildet, oder den Prüfungskandidaten, der sich vor der für ihn so wichtigen Entscheidung kaum noch von der Toilette trennen kann.

Zu den typischen psychosomatischen Beschwerden gehören Magen- und Darmleiden, Herz- und Kreislauferkrankungen, aber auch Allergien, Menstruationsstörungen und Hauterkrankungen. Einige Mediziner sind der Ansicht, daß ausnahmslos jede Erkrankung eine psychische Komponente hat, und daß beispielsweise auch Krebsleiden oder Infektionskrankheiten durch eine schlechte seelische Verfassung in starkem Maße mitverursacht werden.

Aus einem neueren Zweig der Forschung, der Psychoneuroimmunologie wissen wir außerdem, daß nicht nur unsere Gefühle, sondern auch unsere Gedanken auf unsere körperliche Verfassung einwirken können. Hier finden wir bestätigt, was die Vertreter des Positiven Denkens bereits seit vielen Jahrzehnten predigen, daß nämlich positive Gedanken uns heilen, während negative uns zerstören.

Wie wir im nächsten Kapitel sehen werden, ist es aufgrund der genannten Zusammenhänge besonders wichtig, daß wir uns nicht darauf beschränken, zu genießen, sondern daß wir auch dazu stehen, daß wir sehr bewußt und achtsam genießen und daß wir uns von allen negativen Gedanken wie Schuldgefühlen oder einem schlechten Gewissen befreien.

Unsere Gefühle und Gedanken haben enorme Auswirkungen auf unseren Körper – man kann diese Tatsache gar nicht oft genug betonen. Allein durch die Kraft ihrer Gedanken können indische Yogis ihren Herzschlag zum Stillstand bringen und durch die Kraft des Glaubens haben Tausende von Menschen es geschafft, scheinbar unheilbare Erkrankungen zu überstehen.

Um ein etwas extremes Beispiel zu nennen: Angenommen, Sie sind ein starker Raucher (was wir nicht hoffen wollen), dann würde die felsenfeste Überzeugung, daß Ihnen das Rauchen nicht im geringsten schadet, Ihren Körper in die Lage versetzen, seine Entgiftung und Immunabwehrkräfte so günstig einzusetzen, daß Sie in der Tat sehr viel weniger Probleme mit den negativen Folgen des Rauchens hätten, als jemand, der täglich nur eine einzige Zigarette raucht und dabei der festen Überzeugung ist, davon Lungenkrebs zu bekommen.

Dies ist natürlich keine Einladung dazu, ein maßloses Leben zu führen, und natürlich gibt es gewisse Grenzen, wo wir unseren Körper dann tatsächlich überfordern. Doch prinzipiell ist unsere Einstellung äußerst wichtig.

Wenn Sie also Ihr Leben genießen, was Sie unbedingt tun sollten, wenn Sie ab und zu Genußmittel »konsumieren«, was Sie ebenfalls tun sollten, um sich immer wieder kleine Lusterlebnisse zu gönnen, dann tun Sie es mit einer positiven Einstellung. Auf diese Weise wird Ihnen der Genuß nicht nur nicht schaden, sondern er wird Ihnen überaus guttun, wird Ihre seelische Harmonie wiederherstellen und auch Ihrer körperlichen Gesundheit wertvolle Dienste leisten.

Das Leben ist ein Fest

Im Gegensatz zur Überschrift dieses Kapitels ist das Leben für die meisten von uns leider alles andere als ein Zuckerschlecken. Der »Ernst des Lebens« steht den Menschen, denen wir tagtäglich begegnen, oft buchstäblich ins Gesicht geschrieben. Und tatsächlich hat es ganz den Anschein, als wäre unser Leben oft viel weniger ein göttliches Geschenk und eine einmalige Gelegenheit, als vielmehr eine Aneinanderreihung zahlreicher Hindernisse und im allgemeinen eher widriger Zustände.

Wie sieht es denn in *Ihrem* Leben aus? Haben Sie das Gefühl, daß Ihr Leben ein Geschenk ist oder empfinden Sie eher das Gegenteil? Genießen Sie Ihr Leben wirklich oder haben Sie das Gefühl, daß Sie eigentlich mit viel mehr Lust und Freiheit leben sollten?

Vielleicht müssen Sie ja täglich ins Büro gehen, müssen sehen, wo Sie genug Geld auftreiben, um einigermaßen angenehm leben zu können. Vielleicht leben Sie mit einem Partner zusammen, der weit davon entfernt ist, Ihr »Traumpartner« zu sein, vielleicht ist Ihr Chef zudem ein Ekel und Ihre Kinder gehen Ihnen furchtbar auf die Nerven. Damit nicht genug, haben Sie sich womöglich auch noch dazu entschlossen, mehr für Ihre »Gesundheit« zu tun, und so halten Sie sich, den Empfehlungen schlauer Ratgeber folgend, von den Genüssen des Lebens fern und verschließen Wein und Schokolade im Küchenschrank oder werfen sie besser ganz aus dem Haus, weil Sie sich davon haben überzeugen lassen, daß Genießen ungesund und dem Ernst des Lebens unangemessen ist.

Nehmen Sie die »Festperspektive« ein

Wie Sie sehen, ist es aus obengenannten Gründen durchaus möglich, daß Sie Ihr eigenes Leben überhaupt nicht als ein Fest oder ein Geschenk empfinden können. Wenn dies der Fall ist, wird es höchste Zeit, etwas zu verändern, und das ist gar nicht so schwierig, wie Sie vielleicht meinen. Im Gegensatz zu Tieren oder Pflanzen »verfügen« wir über ein menschliches Gehirn und über menschliches Bewußtsein, was uns einen außerordentlich wertvollen Vorteil verschafft. Dieser Vorteil besteht darin, daß wir einen gewissen Spielraum in unseren Anschauungen und Lebenseinstellungen haben.

Niemand zwingt Sie, eine einmal eingenommene Perspektive beizubehalten. Anders ausgedrückt: Sie können sich in jedem Moment Ihres Lebens frei dafür entscheiden, ob Sie Ihr Leben weiterhin als Kampf und leidvolle Lektion im Sinne Arthur Schopenhauers empfinden wollen oder ob Sie es von heute an als ein Geschenk und einen Quell großer Freude ansehen möchten.

Nur Sie ganz alleine sind für Ihre Perspektive von der Welt verantwortlich, und nur Sie können Ihre bisherigen Sichtweisen, Ihre Einstellungen – vor allem aber auch Ihr Lebensgefühl und Ihre Lebenslust– verwandeln, indem Sie sich entscheiden, Ihr Leben zu einem Fest zu machen und sich für die Genüsse zu öffnen, die jeder einzelne Tag Ihnen zu bieten hat.

Erinnern Sie sich noch? Nur Sie alleine wissen, was Ihr Körper braucht, und Sie sollten sich dabei von niemand anderem dreinreden lassen. Und genauso müssen Sie allein entscheiden, wie Sie die äußeren Umstände interpretieren und was Sie aus Ihrem Leben machen möchten. Selbst wenn Sie irgendwann einmal dahingehend manipuliert wurden, das Leben als Pflicht und eine sehr, sehr ernste Sache anzusehen, sei es von den Eltern, von Ihren Partnern oder von den sogenannten Experten, so können Sie Ihre Einstellung noch heute verändern.

Dabei spielen die äußeren Umstände eine weniger große Rolle, als wir oft glauben. Im allgemeinen neigen wir nämlich dazu, den äußeren Umständen zu viel Bedeutung beizumessen. Um sein Leben zu einem Fest zu machen, ist es oft nicht notwendig, seine Arbeit aufzugeben, seine Familie zu verlassen und in ein anderes Land zu ziehen (obwohl dies in einigen Fällen vielleicht sehr befreiend wäre). Während es oft äußerst schwierig ist, sich aus seiner momentanen Lebenssituation zu lösen, ist es relativ einfach, inmitten seines Alltags eine innere Verwandlung zu bewirken, die uns ein Mehr an Lebensqualität und Lebenslust beschert.

Und im Grunde haben Sie keine Wahl: Wenn Sie nicht bereit sind, Ihre innere Perspektive zu verändern und sich bewußt dafür zu entscheiden, Ihr Leben lustvoller einzurichten und sozusagen einen anderen Sender einzuschalten, werden eben andere Ihre Perspektive bestimmen, indem sie Sie manipulieren.

Um ein Beispiel zu nennen: Tagtäglich werden wir durch die Medien mit den reinsten Horrormeldungen bombardiert. Selbst jene Bedauernswerten, die nicht über moderne Errungenschaften wie das Kabelfernsehen verfügen, wissen es natürlich längst: Die Klimakatastrophe steht vor der Tür, die Umweltgifte lauern nicht nur in Autoabgasen und Fabrikschlotausdünstungen, nein, auch der Apfel aus dem Supermarkt, die Tapete in unserem Schlafzimmer und sogar unsere Zahnfüllungen sind die reinsten Sondermülldeponien, in denen sich unzählige chemische Bösewichte tummeln. Und vergessen wir nicht den Elektrosmog, der gierig aus dem Haarfön kriecht, um uns am Schopf zu packen. Ach ja, fast hätten wir's vergessen: dann sind da noch der höchst giftige Zucker, den wir uns keinesfalls in unsere Tasse Kaffee tun dürfen, die wir erst recht nicht trinken sollen, da wir sonst magenkrank werden, und die Schokolade, von der wir Pickel bekommen (was übrigens höchstens der Fall wäre, wenn wir sie uns auf die Haut auftragen würden, wozu wir normalerweise nicht neigen) – und natürlich der Alkohol, das teuflische Zeug, das uns zu Süchtigen macht.

Täglich werden wir in irgendeiner Weise mit der vermeintlichen Tatsache konfrontiert, daß wir in einer Hölle leben. Und damit nicht genug, die Situation verschlimmert sich auch noch von Tag zu Tag.

So weit, so ungut. Die soeben geschilderte Perspektive ist *eine* mögliche – nicht mehr und nicht weniger. Zugegeben, sie ist einigermaßen verbreitet, dennoch finden wir Gottlob noch einige Menschen, die die Sache anders sehen. Und um es gleich zu verraten, diese Menschen sind weitaus glücklicher, haben weniger Ängste und unnötige Sorgen. Und was das Schöne ist: Sie können sich jederzeit anschließen.

Genießen + Positiv Denken = Gesundheit und Wohlbefinden

Denken Sie daran: Das Leben ist ein Fest, ein wunderbares Geschenk. Genießen Sie es mit allem, was es zu bieten hat. Und lassen Sie sich Ihr Glas Rotwein und Ihr Dessert schmecken, denn das tut Ihnen gut und wird Ihrer Gesundheit dienen!

Sie können diesen für Sie vielleicht neuen Standpunkt, der die allgemein herrschenden negativen Auffassungen durchbricht und nicht der nur Ihnen, sondern auch allen Sie umgebenden Menschen sehr viel mehr Lebensfreude garantiert, jederzeit einnehmen. Sie können es wenigstens versuchsweise tun und bewußt darauf achten, wie Ihr Körper reagiert, wenn Sie ihm keine Zwänge und Regeln mehr auferlegen.

Sobald Sie sich einmal dazu entscheiden, alle Theorien und Verbote in Frage zu stellen und statt dessen mit mehr Lust und mehr Genuß zu leben und die Perspektive vom »Ernst des Lebens« ein wenig zu »verrücken«, werden Sie aus Ihrem Leben ein buntes, frohes Fest machen – mit einem Höchstmaß an Lust, Sinnlichkeit, aber auch an Gesundheit. Befreien Sie sich also von den herrschenden Vorstellungen, nach denen Genießen Sünde ist. Ersetzen Sie sie, indem Sie jeden lustvollen Moment, jede sinnliche Erfahrung, wie etwa den Genuß eines kühlen Bieres an einem heißen Sommertag, bewußt bejahen und sie dankbar als kleine Geschenke annehmen, die zu Ihrer Lebensfreude und Ihrer Gesundheit beitragen.

Der einfachste Weg, auf dem Sie die Qualität Ihres Lebens und damit auch Ihre körperlich-seelische Gesundheit steigern können, lautet also:

Genießen + Positiv denken

Genießen ist wunderbar, aber wenn Sie dabei nicht auch positiv denken, werden Sie entweder Schuldgefühle bekommen oder relativ unbewußt genießen. Das »Positive Denken« ist ebenfalls hervorragend dazu geeignet, Ihr Leben schöner zu gestalten, aber wenn Sie nicht gleichzeitig genießen, bleibt die Sache ein wenig theoretisch und farblos. Doch die Kombination dieser beiden Aspekte ist wirklich unschlagbar, wenn es darum geht, sich von negativen Manipulationen zu befreien und mehr Lebensfreude zu entwickeln.

Um herauszufinden, ob Sie sich selbst dabei behindern, eine »Festperspektive« in bezug auf Ihr eigenes Leben einzunehmen, oder ob Sie mit dieser Sichtweise wenig Schwierigkeiten haben, können Sie den folgenden kleinen Test durchführen. Beantworten Sie die folgenden Fragen dazu spontan mit Ja oder Nein.

Test 2

1. Sind Sie der Ansicht, daß nur harte Arbeit sich auszahlt und daß man Opfer bringen muß, um erfolgreich zu sein?
2. Sind Sie gestreßt? Haben Sie oft das Gefühl, daß die Anforderungen des Alltags Sie überfordern?
3. Kontrollieren Sie sich oft vom Kopf her und unterdrücken Sie »Lustimpulse«, die Sie dazu verführen, Ihre Arbeit zu unterbrechen, um beispielsweise in Ruhe eine Tasse Kaffee zu trinken oder einen Spaziergang zu machen?
4. Würden Sie der Aussage »Das Leben ist kein Zuckerschlecken« zustimmen?
5. Bereitet es Ihnen Schwierigkeiten, zu spüren, was Ihr Körper braucht?
6. Kennen Sie das Gefühl, die Seele baumeln zu lassen und sich so richtig tief zu entspannen?
7. Würden Sie sich als Genießer bezeichnen? Lieben Sie es beispielsweise, mit Freunden zusammenzusitzen und Wein zu trinken und gönnen Sie sich ab und zu ein Stückchen Schokolade oder Sahnetorte, ohne dann gleich ein schlechtes Gewissen zu bekommen?

8. Fällt es Ihnen leicht, die Dinge, die in Ihrem Leben geschehen, mit Humor zu sehen und sich selbst nicht zu ernst zu nehmen?
9. Würden Sie sagen, daß es Ihnen eher leichtfällt, zu feiern, zu tanzen, ausgelassen zu sein und zu lachen?
10. Glauben Sie daran, daß Sie Ihre Einstellung zum Leben jederzeit verändern können und daß positive Gedanken stärker sind als noch so widrige Umstände?

Je mehr der ersten fünf Fragen Sie mit »Nein« und je mehr der weiteren fünf Sie mit »Ja« beantwortet haben, desto größer ist die Wahrscheinlichkeit, daß Sie bereits ein ausgesprochener Genießer sind, der es versteht, sinnlich und genußvoll zu leben und auch dazu zu stehen. Doch auch wenn Ihr Ergebnis weniger positiv ausfällt und es Ihnen nicht gerade leicht fällt, Ihr Leben in vollen Zügen zu genießen, besteht noch lange kein Grund zur Sorge, denn erstens können Sie Ihre Haltung, wie gesagt, jederzeit verändern und zweitens werden die Anregungen und Übungen in diesem Buch Ihnen dabei helfen, Ihren Lustimpulsen mehr Vertrauen zu schenken und Ihr Leben auf diese Weise mit der Zeit in ein Fest zu verwandeln.

Ja zum Leben, ja zur Lust

Wo immer das Lusterzeugende vorhanden ist, da findet sich, solange es gegenwärtig ist, nichts Schmerzendes oder Betrübendes oder beides zusammen.
Epikur

Lust und Leben hängen eng zusammen und das eine kann nicht ohne das andere existieren. Dies ist auch der Grund, warum Tote keine Lustgefühle haben und andererseits Lust direkter Ausdruck von Lebendigkeit und Bewegung ist. Dies ist leicht nachzuprüfen: Denken Sie einfach einmal an Situationen, in denen Ihr Zustand überaus lustbetont war und in denen Sie mit Lust und

Liebe genießen konnten, sei es den Sonnenuntergang, das Essen, Musik, ihren Liebespartner oder irgend etwas anderes. Empfanden Sie sich in diesen Momenten nicht zugleich höchst glücklich und höchst lebendig?

In dem Moment, in dem Sie »Ja« zu Ihrer Lust sagen, sagen Sie auch »Ja« zu Ihrem Leben!

Seit Millionen von Jahren ist das menschliche Gehirn darauf programmiert, Lust zu suchen und Schmerz zu vermeiden. Das war schon beim affenähnlichen Vormenschen so, und es wird auch so bleiben, denn trotz aller Verfeinerungen und Verbesserungen, die unser Gehirn im Laufe der Jahrmillionen (möglicherweise) erfahren haben mag, ist das Grundprinzip beziehungsweise unser Grundprogramm immer noch dasselbe. Und dieses Lustprogramm hängt mit der sehr einfachen Tatsache zusammen, daß Lust Wohlbehagen, Schmerz hingegen Unbehagen erzeugt und in der Regel Gefahr signalisiert.

Wann immer wir es uns so richtig gutgehen lassen, regen wir dadurch unsere Lust- und Belohnungszentren im Gehirn an. Diese Aktivierung der Lustzentren läßt uns jene wohlbekannte Befriedigung erfahren, die wir nach einem guten Essen oder nach dem Genuß eines edlen Tropfen Weines spüren.

Doch abgesehen davon hängt unsere ganze Existenz letztlich davon ab, daß wir Lust suchen und Schmerz vermeiden. Der Lust unserer Eltern verdanken wir immerhin unser Dasein, zumindest dann, wenn wir kein Retortenbaby sind, und es bei unserer Zeugung mit rechten Dingen zugegangen ist.

Ferner sind alle Überlebensfunktionen, ja die gesamte Selbst- und Arterhaltung darauf angewiesen, daß wir das Angenehme suchen und das Unangenehme meiden. Nehmen wir nur einmal den erwähnten Selbsterhaltungstrieb – also die Summe der psychischen Antriebe und Bedürfnisse, die für die Erhaltung und Gesunderhaltung unseres eigenen Lebens vonnöten sind. Dieser Trieb hält uns ständig dazu an, zu essen und zu trinken, drängt uns also zu durchaus angenehmen Tätigkeiten. Und die Belohnung dafür, daß wir uns so schön am Leben erhalten, ist der Genuß, den wir während dieser Tätigkeiten erleben – oder zumindest erleben sollten.

Daß Sie darauf programmiert sind, das Angenehme zu suchen, ist auch der Grund dafür, warum Sie Lust auf Genußmittel wie Schokolade oder Vanilleeis bekommen. Diese Lust ist vollkommen natürlich, und letztlich sind Genußmittel ja nichts anderes als Mittel, die uns relativ schnell Genuß und Lust verschaffen. Schon seit Abertausenden von Jahren befriedigen Menschen Ihre Gelüste auf diese Weise und schon unsere Urahnen tranken Tee und Kaffee und rauchten ihre Pfeifchen, ohne daß dies dem Fortbestand der Menschheit in irgendeiner Weise geschadet hätte.

Wären die Genußmittel tatsächlich so giftig und schädlich, wie es uns heutzutage ständig eingetrichtert wird, könnten wir dieses Buch nicht schreiben und Sie könnten es nicht lesen, da es uns dann allesamt nicht mehr gäbe. Die wahren Gefahren für den Fortbestand unserer Spezies liegen in unserem Umgang mit der Natur, aber sicher nicht in unserem Umgang mit Genußmitteln. Das heißt natürlich nicht, daß es nicht einzelne von uns tatsächlich zuwege bringen, sich durch ihr exzessives Verhalten totzusaufen oder totzurauchen. Nur liegt die Schuld hier im Verhalten und nicht in den Mitteln an sich.

Wenn wir nun nach den Gesetzen der Lust leben, was die einzige Möglichkeit ist, um ein sinnvolles und befriedigendes Leben zu führen, werden wir gleich auf zweierlei Weise belohnt: Zum einen erfolgt die Belohnung durch die Befriedigung, die *nach* dem Essen und Trinken in Form von Sättigung eintritt, zum anderen erfolgt sie durch die Befriedigung, die uns, *während* wir unser Essen und Trinken genießen, erfüllt.

Im folgenden wollen wir Ihnen eine kleine Übung zeigen, die Ihnen dabei helfen wird, mehr Lust in Ihr Leben zu bringen und somit die Voraussetzungen für eine natürliche, ganzheitliche Gesundheit schafft.

Genußübung 3

Nehmen Sie sich etwas Zeit, entspannen Sie sich und schließen Sie die Augen. Denken Sie kurz über Ihren Alltag nach, indem Sie ihn »visualisieren«. Stellen Sie sich dazu einen ganz normalen Tag vor, beispielsweise den gestrigen, und lassen Sie ihn wie einen Film vor Ihrem inneren Auge ablaufen. Stellen Sie sich möglichst bildhaft vor, wie Sie morgens aufstehen, sich anziehen, frühstücken, wie Sie Ihren Tag beginnen und dann zum Beispiel in die Arbeit gehen oder sich ums Haus kümmern etc.. Lassen Sie den Film weiterlaufen, kommen Sie zu den Szenen, in denen Sie sich beim Mittagessen, im Laufe des Nachmittags, beim Einkaufen, bei der Heimfahrt usw. sehen. Erinnern Sie sich ferner, wie Ihr Abend verlief, wie Sie Ihre Freizeit nutzten, denken Sie an Gespräche, die Sie führten und daran, wie Sie schließlich zu Bett gingen.

Nachdem Sie im Geiste einen Tag im Schnelldurchlauf durchlebt haben, sollten Sie sich nun überlegen, ob dieser Tag Sie befriedigt hat. Dies wird wahrscheinlich davon abhängen, wie viele »schöne Momente« Ihr Tag hatte, wie viele anregende Begegnungen stattfanden usw.. Möglicherweise sind Sie nicht wirklich zufrieden, wenn Sie an einen dieser »normalen« Tage zurückdenken, vor allem dann, wenn im Grunde nichts Außergewöhnliches oder Aufregendes geschah.

Bedenken Sie nun, daß in Zukunft sehr wahrscheinlich noch viele Tage ähnlich verlaufen werden wie der soeben visualisierte, daß also viele Tage folgen werden, in denen alles seinen gewohnten Gang nimmt. Wenn dieser Gedanke Sie begeistert und Sie freudevoll auf diese kommenden Tage blicken, so können Sie diese Übung nun getrost abbrechen. Wenn dieser Gedanke Sie hingegen mit Unzufriedenheit erfüllt, so gehen Sie jetzt einen Schritt weiter:

Überlegen Sie sich, wie Sie eine bessere Lebensqualität erreichen können. Vielleicht brauchen Sie neue Ziele, vielleicht sind tiefgreifende Veränderungen nötig, denn möglicherweise haben Sie den falschen Job oder den falschen Partner gewählt. Während diese Dinge einerseits nicht leicht eindeutig zu beantworten und andererseits schwer zu verändern sind, gibt es auch eine sehr einfache, direkte und *schnell anwendbare Methode, Ihre Lebensqualität zu erhöhen: Bringen Sie mehr Lust in Ihr Leben! Beginnen Sie so bald wie möglich, lustvoller und dadurch auch intensiver zu leben.*

Gehen Sie nun nochmals Ihren zuvor visualisierten Tag durch. Begeben Sie sich an die einzelnen Stationen, und überlegen Sie, wie Sie mit mehr Lust und Befriedigung durch den Tag gehen können. Dabei handelt es sich hier nicht um aufsehenerregende Veränderungen. Es genügt vielleicht, wenn Sie sich in Zukunft mehr Zeit fürs Aufstehen nehmen, wenn Sie sich beim Aufwachen eine Minute lang strecken, räkeln und einige tiefe Atemzüge tun. Vielleicht wollen Sie sich auch mehr Zeit für Ihr Frühstück nehmen oder sich angewöhnen, Ihren Weg zur Arbeit mit einem Spaziergang zu verbinden, indem Sie eine Busstation früher aussteigen als bisher. Vielleicht können Sie auch für einige kleine Pausen im Laufe des Tages sorgen, Pausen, in denen Sie sich Zeit für sich nehmen, bewußt abschalten, eine Tasse Tee trinken oder sich ein wenig bewegen. Natürlich gibt es auch die Möglichkeit, das Mittagessen genußvoller einzunehmen, indem Sie Speisen, die Ihnen keine geschmackliche Befriedigung bringen, vermeiden. Und so dumm es klingen mag, Sie können Ihre Lust auch tagtäglich dadurch intensivieren, daß Sie sich mehr Zeit dafür nehmen, mit Ihren Kindern zu spielen, mit Ihrem Partner zu schmusen oder mit Ihrem Hund zu raufen.

Es gibt Hunderte von Möglichkeiten, lustvoller zu leben, und sicher werden Ihnen spontan viele Möglichkeiten einfallen, wie auch Sie durch kleine Veränderungen viel tun können, um mehr Genuß in Ihr Leben zu bringen. Doch denken Sie daran, daß es hierbei weniger um äußere Veränderungen als vielmehr um eine innere Veränderung geht, die damit zusammenhängt, sich häufiger zu entspannen und seine Aufmerksamkeit zugleich auf lustbetonte Handlungen zu richten.

Der Mensch lebt nicht vom Brot allein

Vielen von uns fällt es ziemlich schwer, eine Perspektive einzunehmen, die es uns gestattet, lustvoll zu leben und das Leben zu genießen. Doch warum fällt es uns eigentlich überhaupt so schwer, zu unserem natürlichen Recht auf Genuß und Lust zu stehen?

Vielleicht liegt es daran, daß wir heute in einer besonders »gesundheitsbewußten« Epoche und darüber hinaus in einem besonders »gesundheitsbewußten« Land leben.

Früheren Generationen ist es sehr viel leichter gefallen, hingebungsvoll zu schlemmen und Tabak, Wein und andere Köstlichkeiten zu genießen, ohne daß gleich der Bundesgesundheitsminister bemüht wurde, um vor den schädlichen Nebenwirkungen des Nikotins zu warnen oder sich der monströse Zeigefinger globusumspannender Diätclubs den Schlemmern warnend entgegenstreckte.

Blicken wir auf vergangene Zeiten, so brauchen wir dabei gar nicht einmal bis zu den berüchtigten »Alten Römern« zurückzugehen, die es mit dem Schlemmen bekanntlich etwas übertrieben haben. Es genügt, zwei bis drei Generationen zurückzuschauen. Schon unsere Großeltern hatten es in dieser Beziehung leichter als wir, denn obwohl sich ihnen möglicherweise seltener die Gelegenheit bot, die Genüsse, die das Leben zu bieten hat, auszukosten, so kannten sie andererseits doch weder Kalorienzählen, noch die Makrobiotik oder den zuckerfreien Kaugummi.

Blicken wir aber statt auf andere Zeiten auf andere Länder, so finden wir auch hier, daß der durchschnittliche Deutsche unserer Tage wesentlich mehr Probleme damit hat, genuß- und lustvoll zu leben als der weinliebende Franzose, der waffelessende Belgier, der wodkatrinkende Russe oder selbst der hamburgerverzehrende Amerikaner.

Nicht, daß der Deutsche wesentlich weniger rauchen, trinken, Fleisch essen oder Süßigkeiten verspeisen würde. Aus dem statistischen Bundesamt erfahren wir, daß das Budget des durchschnittlichen deutschen Haushalts 1994 immerhin 4,8% für Genußmittel vorsah, was zwar deutlich unter den Aufwendungen für Miete und Bekleidung, aber deutlich über denen für Heizung, Strom, Post oder Telefonkosten liegt. Obwohl der deutsche Bürger also einiges Geld für Genußmittel ausgibt und diese infolgedessen wohl auch genießt, hat er dabei zugleich die größten Schuldgefühle und das schlechteste Gewissen. Und das ist wirklich schade, sind doch das Genießen und die Lust durchaus positive Seiten des Lebens, ja unverzichtbare Helfer, wenn es darum geht, mehr Lebensfreude zu entwickeln.

Freilich kommt es dabei, wie wir noch sehen werden, immer auf das rechte Maß an. Maßvoll und bewußt genießen oder sich vollstopfen und süchtig nach Alltagsdrogen sein, sind natürlich zweierlei Paar Stiefel. Doch gleich den Genuß und die Lust an sich zu verdammen – das ist doch reichlich übertrieben!

Der Mensch lebt nicht vom Brot allein. Natürlich gibt es auch leckeres Brot, aber auf die Dauer wird selbst die noch so gesunde Kost äußerst ungesund, wenn wir nicht für ein wenig Abwechslung sorgen. »Abwechslung ist immer süß«, schrieb auch Euripides, der griechische Tragödiendichter.

So schlimm es für den Verbrecher ist, der aller äußeren Reize bar, bei Wasser und Brot, in seiner Zelle harren muß, so schlimm ist es auch für uns, wenn unser Denken uns ein inneres Gefängnis errichtet hat, weil wir Ansichten vertreten, die uns vielleicht von Kindheit an einprogrammiert wurden und die möglicherweise unserer »Funktionstüchtigkeit«, niemals aber unserer Zufriedenheit und unserem Glück dienen können.

Natürlich glaubt im Grunde kein Mensch ernsthaft daran, daß wir dadurch zu befriedigen wären, daß wir täglich mindestens acht Stunden zum Wohle der Gesellschaft arbeiten, gänzlich auf Zucker, Alkohol, Rauchen, Fleisch, Weißbrot, Schokolade, Kaffee und womöglich noch auf sexuelle Genüsse verzichten und uns statt dessen stundenlang auf das Trimmrad setzen und nur noch Vollkornbrot und Karotten essen. Und so haben auch die sich seit Jahrtausenden wiederholenden Predigten unzähliger Moralapostel, Puritaner, Diätfanatiker, Priester, Gurus usw. im Grunde nichts »genützt«.

Noch immer leben wir unsere Lust aus, noch immer genießen wir eine Tasse Kaffee, trinken mal ein oder zwei Gläser Wein, noch immer sind wir keine Asketen und noch immer leben wir nicht vom Brot allein – und das ganz einfach deshalb, weil wir äußere Reize für unsere Entwicklung benötigen und weil wir letztlich doch zu intelligent sind, um uns von unseren Sinnen abzuschneiden und uns zu Robotern degradieren zu lassen.

Natürlich müssen wir für unseren Körper sorgen, ihm gute Nahrung geben und ihn pflegen – und in diesem Sinne lebt der Mensch natürlich auch vom »Brot«, das die Erhaltung des Körpers symbolisiert. Ein gesunder, leistungsfähiger Körper ist ja auch eine Quelle des Genusses. Doch ebenso wichtig ist es, die Seele zu pflegen und zu nähren. Und gerade unserer Seele zuliebe sollten wir unser Leben nicht zu einseitig werden lassen, sondern uns guten Gewissens einige kleine Genüsse gönnen, um unserem Dasein dadurch mehr Farbe und Freude zu verleihen.

Wann immer Sie sich also einmal wieder mit schlechtem Gewissen beim Schlemmen erwischen, denken Sie daran: Der Mensch lebt nicht vom Brot allein, er lebt auch von den Farben und den Gerüchen dieser Welt, von den Abenteuern und Reizen, der Sinnlichkeit und der Schokolade, ohne die sein Leben an Farbe und Reiz verlieren würde.

Von der Kürze des Lebens

Das menschliche Leben währt – Sie werden es schon gehört haben – nicht ewig. Tatsächlich können wir mit einer Lebenserwartung von, wir wollen einmal hoffnungsvoll sein, so etwa 70 bis 80 Jahren rechnen. Vielleicht werden wir sogar 100 Jahre alt, aber insgesamt gesehen ist das Menschenleben doch relativ kurz. Dabei brauchen wir nicht einmal das ungefähre Alter unseres Planeten zum Vergleich heranzuziehen. Es genügt schon, einen Blick auf einige Schildkrötenarten zu werfen, um schnell zu entdecken, daß wir selbst im Vergleich zu diesen sonderbaren Reptilien erstaunlich jung sterben.

Wenn wir uns wirklich in aller Deutlichkeit bewußt machen, wie kurz unser Leben im Grunde ist – zwingt uns dies nicht zu bestimmten Konsequenzen? Nehmen wir noch hinzu, daß das Leben es so an sich hat, uns einige Unannehmlichkeiten zu bereiten, sollte da der Ruf nach den angenehmen Aspekten des Daseins nicht um so lauter werden?

»Wieviel zu spät ist es doch, dann erst zu leben anzufangen, wenn man aufhören soll«, heißt es schon bei Seneca, dem römischen Philosophen (4 v. Chr – 65 n. Chr.)*

Wir werden es nicht vermeiden können, daß wir älter werden und Falten bekommen. Wir müssen Schulen abschließen, ein Studium oder eine andere Ausbildung absolvieren, müssen wahrscheinlich arbeiten gehen – sehr gut möglich, daß wir zudem auch einige Zahnarzttermine oder Verwandtenbesuche zu überstehen haben, daß uns der Ehemann oder die Ehefrau davonläuft und uns noch zahlreiche weitere Unannehmlichkeiten ins Haus stehen, von denen wir jetzt glücklicherweise noch keine Ahnung haben.

Nehmen wir die relative Kürze menschlichen Daseins auf der einen und die Summe der Situationen, die sich naturgemäß nicht dazu eignen, sich daran zu erfreuen und sie zu genießen, auf der anderen Seite, so sehen wir wahrscheinlich leicht ein, wie unsinnig es ist, sich der Chancen, in denen wir zumindest die Möglichkeit hätten, lustvoll zu leben und uns des Lebens zu erfreuen, durch eine negative Einstellung zum Genuß zu berauben.

Oft sind es die Einstellungsmuster, die wir von unseren Eltern oder von anderen übernommen haben, die uns zu einer falsch verstandenen »Disziplin« veranlassen. Zu einer Disziplin, die es uns verbietet, Freude am Genuß zu empfinden und in uns statt dessen ein schlechtes Gewissen erzeugt, wann immer wir einmal unsere »Pflicht«, unsere Angst um unsere Figur oder unsere »Standhaftigkeit« über Bord werfen, um leiblichen Genüssen – die ja letztendlich doch seelische Genüsse sind – zu frönen. Diese Art von lustfeindlicher Disziplin wird uns sicher nicht glücklich machen.

Andererseits ist doch auch eine gewisse Disziplin nötig, die wir als »Genußdisziplin« bezeichnen könnten, denn richtiges Genießen sollte kontrolliert und dosiert stattfinden, damit es

---

*Seneca: »Von der Kürze des Lebens«, 4. Kapitel

überhaupt die Bezeichnung »Genießen« verdient. Und während wir die falsch verstandene Disziplin getrost über Bord werfen sollten, benötigen wir die Genußdisziplin, um unserem Leben mehr Freude und Muße zu geben.

Da unser Leben nun einmal nicht ewig währt, haben wir einfach nicht die Zeit, uns mit unnötigen Verboten und Regeln und einer falsch verstandenen Disziplin zu belasten. Tatsächlich ist es höchste Zeit, daß wir damit beginnen, uns zu verwöhnen und uns immer wieder einmal bewußt aus dem Alltag herausheben, sobald dieser grau wird. Denken Sie daran: Sie werden nicht ewig leben, und was Sie heute versäumen, können Sie vielleicht morgen schon nicht mehr nachholen.

Carpe diem – Pflücke den Tag!

Sie haben nur eine Gelegenheit, mehr Lust und Freude an Ihrem Leben zu entdecken: Sie müssen es sofort tun, hier und jetzt!

Vielleicht haben Sie es sich angewöhnt, sich damit zu trösten, daß Sie später einmal all das, was Sie sich heute versagen, weil Sie meinen, es sich versagen zu müssen, nachholen werden. Etwa nach dem Motto: »Die Zeiten sind hart, aber es wird schon alles besser werden.«

In dieser Falle leben einige von uns jahrein, jahraus und schieben das Glück in die verheißungsvolle Zukunft. Nicht nur, daß wir es durch diesen Trick vollkommen verlernen, unser Leben zu genießen; es kommt noch hinzu, daß wir vielleicht morgen vom Traktor oder Omnibus überfahren werden – wer weiß ...

Nun, wir sollten nicht den Teufel an die Wand malen. Aber ebensowenig sollten wir vergessen, daß, wenn wir es jetzt nicht lernen, lustvoller zu leben und unser Leben intensiver zu genießen, wir es wahrscheinlich auch später nicht mehr lernen werden.

»Carpe diem« – Nutze den Tag, genieße den Augenblick, heißt es schon bei Horaz, dem römischen Dichter (65 v.Chr.- 8 n. Chr.) und in der Tat haben wir im Grunde genommen nur diesen heutigen Tag, diesen Moment, um unsere Bedürfnisse zu erkennen und sie zu befriedigen. Blicken wir in die Vergangenheit, so sehen wir, daß uns vor allem jene Augenblicke in Erinnerung geblieben sind, in denen wir glücklich und erfüllt waren, in denen wir eine tiefe Freude am Leben empfanden und losgelöst von alltäglichen Sorgen und Pflichten leben konnten, und sei es auch nur für kurze Zeit.

Die wenigen Stunden, in denen es uns gelungen ist, unsere Sinne zu öffnen, uns dem gegenwärtigen Augenblick hinzugeben, bewußt zu schmecken, zu riechen und zu genießen, wiegen weit mehr als all jene eintönigen, immer gleich verlaufenden Tage, in denen wir uns Pflichten, Anforderungen, Ärgernissen und Problemen des Alltags gegenübergestellt sehen, die uns zu ersticken drohen.

Sind die schönen Erlebnisse der Vergangenheit auf der einen Seite unwiederbringlich, so sind die Freuden, die wir uns für unsere Zukunft vorstellen, ungewiß. Die Verlagerung der Befriedigung unserer ureigensten Bedürfnisse auf die Zukunft hat zur Folge, daß wir nicht im Augenblick leben, uns selbst vernachlässigen und uns für unsere Geschäfte, unsere Familie oder den Ehepartner aufopfern. Und so finden wir niemals Muße, niemals Freude, da wir es immer mit dieser Zeit zwischen heute und morgen zu tun haben, die schließlich unser ganzes Leben ausmachen wird.

Bei Seneca lesen wir: *»Das Gesetz macht einen Fünfzigjährigen nicht mehr zum Soldaten, ernennt vom sechzigsten Lebensjahr an niemanden mehr zum Senator; schwerer aber, als vom Gesetz, kommen die Menschen von sich aus zur Muße. Inzwischen, während sie weder sich noch andere zu sich selbst kommen lassen, ... während sie gegenseitig elend sind, ist ihr Leben ohne Genuß, ohne Vergnügen, ohne allen Fortschritt des Geistes; niemand hat den Tod vor Augen, jedermann richtet seine Hoffnungen in die Ferne...«*[*]

Dies also ist die Gefahr, der wir alle erliegen können, wenn wir meinen, wir könnten später einmal genießen, was uns heute ver-

---

[*]Seneca: »Von der Kürze des Lebens« – 20. Kapitel

sagt bleibt. Doch letztlich ist Genießen und Leben immer gegenwärtig. Weder gibt es Leben noch gibt es Genuß in der Zukunft – wir leben und genießen immer in der Gegenwart.

Carpe diem, pflücke den Tag – jetzt und heute. Das ist die einzige Möglichkeit, unser Leben zu einem wunderbaren Fest zu machen – und übrigens auch der einzige Weg, zu uns selbst zu finden. Doch diesen Weg können wir nur gehen, wenn wir »Ja« zum Genuß, »Ja« zur Lust und »Ja« zum Leben sagen.

Genießen erlaubt!

Damit wir zu wirklichen Genießern und Lebenskünstlern werden können, ist es unbedingt notwendig, unser schlechtes Gewissen und unsere Schuldgefühle zu überwinden. Wie wir gesehen haben, wurden wir alle in mehr oder weniger starkem Maße dahingehend manipuliert, Lust und Genuß als etwas »Böses« anzusehen. Auch wenn Ihnen dies übertrieben ausgedrückt erscheinen mag, so werden wir doch ständig mit dieser Ansicht konfrontiert.

Schauen Sie sich die folgenden Aussagen einmal kurz an, und überlegen Sie, ob Sie sie in dieser oder ähnlicher Form schon einmal zu hören bekamen.

- Du darfst nicht zu viel essen, sonst wirst du noch dicker.
- Deine Allergie kommt bestimmt daher, daß du dich so ungesund ernährst.
- Was, du trinkst Kaffee? Hast du nicht Angst um dein Herz? Also ich könnte nicht soviel Kaffee trinken wie du!
- Hast du schon gehört, daß man morgens eigentlich nur Obst essen sollte?
- Also wenn du jetzt nicht bald damit beginnst Sport zu treiben, seh' ich wirklich schwarz für dich.
- Von fettem Essen bekommt man Darmkrebs.
- Was, du trinkst Schwarztee? Also ich würde an deiner Stelle lieber Kräutertee trinken, der ist viel gesünder.

Kommen Ihnen diese Sätze bekannt vor? Sicher haben Sie sie in der ein oder anderen Form schon von gesundheitsbewußten Zeitgenossen zu hören bekommen, vielleicht von Freunden oder Bekannten. Dennoch sollten Sie auf der Hut sein, wenn Sie wieder einmal bemerken, daß jemand, der es sicher »gut mit Ihnen meint«, Sie davon abhalten will, das zu genießen, auf das Sie gerade Lust haben. Sie wissen ja: Nur Sie selbst können spüren, was Sie brauchen.

Und außerdem – wer sagt Ihnen denn, daß Kräutertee beispielsweise gesünder ist als ein Darjeeling? Erstens sind Kräutertees, zum Beispiel Salbei- oder Pfefferminztee, durchaus als Medizin anzusehen, die man nicht so ohne weiteres täglich konsumieren, sondern sehr bewußt zur Behandlung bestimmter Organleiden einsetzen sollte. Im Gegensatz zu speziellen Haustees, sind arzneiliche Kräutertees keine Durstlöscher und eine längerfristige Einnahme scheinbar harmloser Kräutertees kann erhebliche Nebenwirkungen haben. Und zweitens würde es Ihrer Gesundheit nicht guttun, täglich Kamillen- statt Schwarztee zu trinken, obwohl Sie Kamillentee im Grunde hassen und einen guten Orange Pekoe über alles lieben.

Dasselbe gilt für den Kaffee, die Schokolade, den Rotwein usw.. Es wird so vieles unter dem Deckmantel der »wissenschaftlichen Untersuchung« behauptet, doch wenig davon läßt sich auch wirklich nachprüfen. Kennen Sie auch nur einen handfesten Beweis dafür, daß kleine Mengen an Rotwein irgendeinen Schaden im Körper anrichten? Wir nicht. Um so etwas zu untersuchen, müßte man über Jahrzehnte Tausende von Menschen untersuchen, die täglich ein kleines Glas Rotwein trinken. Finden Sie die erst einmal ...

Vieles deutet darauf hin, daß die Entstehung von Darmkrebs in einem gewissen Zusammenhang mit starkem Fleischgenuß steht – aber ganz sicher kann man auch hier nicht sein, denn dazu müßte man noch viel mehr über die Lebensgewohnheiten der betroffenen Patienten wissen. Haben sie nur gerne und viel Fleisch gegessen oder haben sie darüber hinaus auch besonders fettes Fleisch gegessen, haben sie sich außerdem zu wenig bewegt und hatten sie Streß im Büro?

Schließlich gibt es Millionen von Menschen, die keine Vegetarier sind und trotzdem nicht an Darmkrebs erkranken, ebenso Millionen von Menschen die Kaffee trinken ohne Magenschmerzen oder Herzrasen zu bekommen und immer noch Hunderte, die sich nicht darauf beschränken, Obst zu frühstücken, sondern ein Frühstücksei und Croissants mit Marmelade vorziehen, und die trotzdem hundert Jahre alt werden.

Lassen Sie sich also nicht zu schnell davon abhalten, Ihr Leben zu genießen, nur weil irgendwelche »Untersuchungen«, die irgendeine Bekannte von Ihnen (möglicherweise noch nicht einmal ganz korrekt) wiedergibt, den drohenden Zeigefinger erheben. Glauben Sie nicht alles, was geschrieben steht und lassen Sie statt dessen Ihren gesunden Menschenverstand und Ihre »Instinkte« zum Zuge kommen, denn dann werden Sie kaum täglich einige Schachteln Zigaretten rauchen oder zwei Kannen Kaffee trinken.

Um es also noch einmal zusammenzufassen: Genießen ist erlaubt, denn Genuß und Lust sind vollkommen natürliche Aspekte menschlichen Daseins, die nicht unterdrückt werden sollten. Vertrauen Sie der inneren Weisheit Ihres Körpers, experimentieren Sie mit den Substanzen, die Sie lieben. Lassen Sie sich von außen nichts verbieten und lehnen Sie nur das ab, was Ihnen erfahrungsgemäß nicht bekommt und was Ihnen im Endeffekt mehr Leid als Lust verschafft.

Wir haben gesehen, daß gesund ist, was uns schmeckt, daß das Leben ein Fest sein sollte und keine Strafe, daß wir nicht unendlich lange leben und daher keine Zeit zu verlieren haben und daß wir alles genießen dürfen, was uns Freude macht. Der Genuß ist der beste Gesundheitsratgeber – wenn wir die vernünftige Dosierung beachten, von der das nächste Kapitel handeln wird.

Vom rechten Maß

Es nicht nur vollkommen natürlich, lustvoll zu leben und zu genießen, sondern es ist, wie wir gesehen haben, auch gesund – und das vor allem aus zwei Gründen: Erstens sind Genußmittel an sich besser als ihr Ruf, da sie Vitamine, Mineralstoffe und viele andere Substanzen enthalten, die wir für die Aufrechterhaltung unserer Lebensfunktionen dringend benötigen. Zweitens kann uns bewußtes Genießen dabei helfen, uns zu entspannen, unser seelisches Wohlbefinden zu steigern, Streß abzubauen und wirkt dadurch natürlich sich auch positiv auf unseren Organismus aus.

Dennoch ist es an dieser Stelle angebracht, einige kleine »Regeln« beziehungsweise Warnungen in Bezug auf Genußmittel auszusprechen, denn natürlich kann es nicht unser Ziel sein, Sie davon zu überzeugen, daß Sie nikotin- und alkoholabhängig werden oder von morgens bis abends Sahnetorten in sich hineinstopfen sollten. Wenn wir also in diesem Buch über die Heilkraft von Genußmitteln sprechen, so müssen wir uns natürlich auch mit ihrer richtigen Dosierung beschäftigen.

Auf die Dosis kommt es an

Die Frage nach der richtigen Dosierung spielt nicht nur für die Gesundheit, sondern auch in allen anderen Bereichen unseres Lebens eine wichtige Rolle. Weder Genußmittel noch Nahrungsmittel sind ja an sich »schlecht« oder »ungesund«, sondern einzig der unvernünftige und unbewußte Umgang mit ihnen kann sie für uns gefährlich machen.

Wir sollten nicht vergessen, daß es sich bei vielen Genußmitteln, ebenso wie bei Medikamenten, um teilweise hochwirksame Substanzen handelt, durch die wir unseren körperlich-seelischen Zustand bewußt verändern können. Wir alle wissen auch, was passiert, wenn Menschen das rechte Maß verloren haben und zu Sklaven Ihrer Sucht geworden sind. Tatsächlich ist der wichtigste Grund dafür, daß Genußmittel wie Kaffee oder Tabak in Verruf geraten sind, der, daß viele von uns überhaupt nicht mit diesen Mitteln umgehen können.

Aber auch von Medikamenten wissen wir, daß sie nicht überdosiert werden dürfen. Während ein bis zwei Kopfschmerztabletten uns meist vom lästigen Kopfweh befreien, würde bereits die zehn- bis zwanzigfache Dosis ganz andere, sehr viel weniger angenehme Wirkungen zeitigen.

Daß ein »Zuviel des Guten« schädlich ist, trifft selbstverständlich nicht nur im medizinischen Bereich zu. Sämtliche Reize, die auf uns einwirken müssen ja in irgendeiner Weise verarbeitet werden. Nehmen wir beispielsweise die Sonneneinstrahlung; wir wissen ja alle, daß unser Körper ein wenig Sonne braucht. Während kurze, wohldosierte Sonnenbäder uns guttun, werden wir aber ernste Probleme bekommen, wenn wir uns allzu lange in der Sonne aalen – die Folgen von zuviel UV-Strahlung sind ja allgemein bekannt, so daß wir hierüber keine weiteren Worte verlieren müssen.

Vieles, was eigentlich als »recht gesund« gilt, wird äußerst schädigend, wenn man das Gefühl für das rechte Maß verliert. So ist es beispielsweise durchaus günstig, sich regelmäßig zu bewegen und etwas Sport zu treiben, etwa regelmäßig einige Runden im Schwimmbad zu ziehen oder täglich eine halbe Stunde fahrradzufahren.

Während kleine bis mittlere Reize die Lebenskraft fördern, zerstören starke sie. Dies ist auch der Grund, warum Leistungssport alles andere als gesund ist. Versuchen Sie einmal, von heute an täglich einen Marathonlauf hinter sich zu bringen und Sie werden sehen, daß das Sprichwort »Sport ist Mord« bald zur bitteren Wirklichkeit für Sie werden wird.

Es kommt eben immer auf die Dosis an: Sei es beim Essen, bei der Bewegung, beim Sex, Arbeiten, Fernsehen usw. – immer ist vor allem das *Zuviel*, manchmal aber auch das *Zuwenig* von Schaden. (Ob man zu wenig fernsehen oder arbeiten kann, ist natürlich reine Ansichtssache ...)

Ebenso, wie ein Übermaß an Kopfschmerztabletten uns Probleme bereitet, wird auch die übertriebene Einnahme von Genußmitteln uns aus dem Gleichgewicht bringen. Wir können das schon bei Shakespeare nachlesen:

»*Guter Wein ist ein gut gesellig Ding - wenn man mit ihm umzugehen weiß.*« (Othello, II,3).

Vom kleinen Unterschied oder »Zwischen Heilkraft und Gift«

Die Dosis allein macht das Gift.
Paracelsus

Die richtige Dosis zu finden ist eine große Kunst. Jeder Arzt oder Heilpraktiker weiß, daß der Erfolg seiner Therapie maßgeblich davon abhängt, ob er die für den Patienten richtige Dosis findet.

Die Dosierung ist auf allen Gebieten der Heilkunst wichtig, nicht nur im medikamentösen Bereich. Auch Bäder und Massagen müssen beispielsweise wohldosiert werden. Noch wichtiger ist die Kunst der Dosierung in vielen alternativen Therapien.

Vielleicht haben Sie schon von der Homöopathie gehört, die der deutsche Arzt Samuel Hahnemann vor 200 Jahren begründete. Hahnemann, der das berühmte Prinzip »Similia similibus curentur«, d.h. Gleiches wird von Gleichem geheilt, aufstellte, arbeitete mit winzigen Dosierungen. Die Homöopathie setzt sehr starke Verdünnungen, sogenannte Potenzen, ein und verbucht erstaunliche Heilerfolge mit dem Vorteil, daß auch die Nebenwirkungen auf ein Minimum reduziert werden.

Aber auch andere sanfte Therapieformen wie die Bach-Blütentherapie oder die Gewürzheilkunde arbeiten mit sehr niedrigen Dosierungen und widerlegen damit die verbreitete, aber leider falsche Annahme, daß viel auch viel hilft.

Bei den Genußmitteln müssen wir unterscheiden, ob wir die Dosierung finden wollen, die gewährleistet, daß wir uns nicht schaden, oder ob wir die heilsame Dosierung herausfinden möchten, die Dosis also, die nicht nur nicht schadet, sondern darüber hinaus auch noch nützlich für uns ist.

Bedenken Sie bitte:
- Genußmittel enthalten hochwirksame Inhaltsstoffe.
- Durch Substanzen wie Koffein, Nikotin, Alkohol, Phenyläthylamin, Theobromin usw. beeinflussen wir nicht nur Herz, Kreislauf, Verdauung usw., sondern wir beeinflussen auch unseren seelisch-geistigen Zustand, unsere Gefühle und Gedanken.
- Je bewußter wir Genußmittel dafür einsetzen, bestimmte Zustände willentlich zu erzeugen, desto geringer wird die Dosierung sein, die wir für unsere Zwecke benötigen.
- Während kleine Mengen Kaffee, Schokolade, Fleisch, Bier, Wein usw. uns in sehr positiver Weise stimulieren oder beruhigen, können große Mengen derselben Genußmittel uns zu Alkoholikern machen, unsere Lungen zerstören, Übergewicht verursachen oder andere Schäden anrichten.

Aus dem soeben Gesagten folgt offensichtlich, daß wir schon ein bißchen vorsichtig sein müssen, wenn wir mit Genußmitteln umgehen. Doch eigentlich ist dies gar nicht so schwierig, da – wie wir gleich sehen werden – wirkliches Genießen nichts mit Konsumieren zu tun hat. Ein echter Genießer wird sich auch nicht durch seine »Genußgewohnheiten« schädigen.

Genießen heißt nicht konsumieren

Wer öffentlich bekennt, ein Genießer zu sein, der wird oft beobachten können, wie sein Gegenüber die Stirne runzeln, vielleicht noch den Zeigefinger warnend erheben und mit einem gewichtigen Unterton in der Stimme sagen wird: »Jaja, es ist schön und gut, wenn du ein Genießer bist, aber man sollte das Genießen auch nicht übertreiben.«

In den Köpfen vieler Menschen herrscht die Vorstellung, daß man in Maßen genießen sollte, was genaugenommen eine unsinnige Vorstellung ist. Während wir nämlich durchaus zu viel konsumieren können, können wir niemals genug genießen.

Tatsächlich ist der Satz: »Man darf das Genießen nicht übertreiben« ein Widerspruch in sich. Es gibt nämlich einen wesentlichen Unterschied zwischen Genießen und Konsumieren und der hängt damit zusammen, daß es eben nicht egal ist, ob wir Gourmets oder Gourmands sind.

Gourmets sind ausgesprochene Feinschmecker, sie nehmen immer nur kleine Mengen von Nahrungs- oder Genußmitteln zu sich. Im Gegensatz dazu sind Gourmands Schlemmer, die zwar auch gern gut, vor allem aber gerne viel essen und trinken. Man könnte sie weniger schmeichelhaft auch als ausgesprochene »Vielfraße« bezeichnen. Wirkliches Genießen hat jedoch naturgemäß sehr viel mehr mit Qualität als mit Quantität zu tun.

Leider leben wir in einer Konsumgesellschaft und nicht in einer »Genußgesellschaft«. Wir sind vom Konsum geblendet. Dank der Errungenschaften der modernen Zivilisation wurden wir in die Lage versetzt, alle unsere Bedürfnisse schnell zu befriedigen zu können. Tatsächlich sind die Befriedigungsmöglichkeiten in allen Bereichen so groß, das viele von uns im Grunde vollkommen übersättigt und entsprechend unglücklich sind.

Natürlich macht uns der verschwenderische Verbrauch von Konsumgütern (und Rohstoffen) nicht zufrieden. Andererseits sollten Sie bedenken, daß niemand Sie dazu zwingt, im Konsumwahn mitzuschwimmen. Sie können selbst entscheiden, ob Sie jeden Abend stundenlang fernsehen und Unmassen an Illustrierten konsumieren wollen oder nicht. Auch können Sie ganz allein entscheiden, ob Sie sich die Zeit nehmen, die notwendig ist, in Ruhe eine gute Tasse Tee zu genießen oder ob Sie sich vom Strom der allgemeinen Hektik mitreißen lassen.

Schon bei Kierkegaard, dem dänischen Philosophen (1813-1855), lesen wir: »*Die meisten jagen so sehr dem Genusse nach, daß sie an ihm vorbeilaufen«* – man könnte es kaum treffender ausdrücken.

Sie haben die Wahl! Sie können Essen, Genußmittel, Reisen, Liebespartner und andere schöne Dinge verschlingen, oder Sie können sie genießen. Ganz wie Sie wollen.

Wenn Lust zur Sucht wird

Während wirklicher Genuß Zeit und ein waches Bewußtsein erfordert, ist Konsum eher eine Sache relativ unbewußter Mechanismen. Das Problem des Konsumierens, im Sinne eines wahllosen Verbrauchens, hängt eng mit dem Problem der Sucht zusammen. Da einige Genußmittel ein gewisses Suchtpotential aufweisen, ist es äußerst wichtig, die Zusammenhänge zu kennen, weshalb wir an dieser Stelle nicht umhin können, ein paar Worte zum Thema Sucht zu verlieren.

Die Sucht entsteht in dem Moment, in dem wir einerseits nach etwas suchen, das uns vor der Härte des Lebens bewahrt, andererseits die bewußte Kontrolle über unser Verhalten verlieren. Es ist ja nicht der *Gebrauch*, zum Beispiel von Alkohol oder Arzneimitteln, sondern der *Mißbrauch*, der uns in die Sucht führt.

Jeder von uns sehnt sich nach angenehmen Gefühlen und lustvollen Momenten in seinem Leben. Genußmittel wie Kaffee oder Schokolade schenken uns diese angenehmen Gefühle und die Lust, die wir suchen. Das Problem ist nun aber, daß wir einmal erlebte angenehme Zustände gerne wiederholen möchten. Dieser Wunsch nach Wiederholung ist es, der leicht dazu führen kann, daß wir die lusterzeugende Substanz nicht nur immer öfter, sondern auch in immer größeren Mengen zu uns nehmen, wodurch letztlich die Sucht und die Abhängigkeit und damit endlos viele unangenehme Folgen entstehen.

Sobald wir von bestimmten Substanzen abhängig sind, hört der Spaß natürlich auf. Wir fangen an, ein enormes Bedürfnis nach Nachschub zu entwickeln. Dabei ist es prinzipiell relativ gleichgültig, ob wir nun von Heroin, einer schönen Frau oder einem begehrenswerten Mann, von Schokolade, Zigaretten oder gar von unserer Arbeit abhängig sind. Der Effekt ist immer der gleiche: Wir fühlen uns höchst unglücklich und unruhig, sobald die suchterzeugende Substanz, Person oder Tätigkeit uns entzogen wird, und wir beginnen dann damit, allerlei unsinnige oder riskante Dinge zu tun, um unsere Sucht zu befriedigen.

Damit wir uns richtig verstehen: es spricht nichts dagegen, sich in angenehme Zustände zu versetzen, wenn man es bewußt und kontrolliert tut!

Es ist für unsere Lebensfreude sogar ganz entscheidend, daß wir uns immer wieder einmal kleine Lusterlebnisse gönnen, und es ist durchaus nicht sinnvoll, hier immer gleich von der großen »Flucht vor der Realität« zu sprechen. (Einmal ganz davon abgesehen, daß die Realität des Genusses ja mindestens so real ist, wie die des grauen Alltags.) Es stimmt natürlich, daß bestimmte Substanzen wie Alkohol oder Nikotin süchtig machen können. Aber bedenken wir auch, daß nicht nur Drogen, Medikamente und Alkohol, sondern eben auch Fernsehen, Sex, Arbeit, Sport usw. süchtig machen können – und daß wir das Problem natürlich nie dadurch in den Griff bekommen werden, daß wir alles, was irgendwie süchtig machen kann, verbannen, indem wir womöglich überall Schilder aufstellen, auf denen zum Beispiel steht: »Arbeit, Sex, Schokolade und Sport verboten!«

Sie sehen schon, daß die Lösung woanders liegen muß. Normalerweise brauchen Sie sich keine Sorgen darüber zu machen, wenn Sie in Maßen Genußmittel wie Kaffee oder Bier trinken. Selbst ein kleiner Rausch ist noch lange kein Grund zur Panik. Vorsicht ist hingegen besonders dann geboten, wenn Sie einen gewissen Hang zur Sucht haben.

Vielleicht wäre es gut für Sie, kurz anhand der folgenden Fragen zu prüfen, ob Sie mit Genußmitteln besonders vorsichtig umgehen müssen oder ob dies nicht notwendig ist.

Test 3

- Trinken Sie täglich Alkohol, und zwar mehr als ein bis zwei Gläser Wein oder Bier?
- Trinken Sie regelmäßig harte Alkoholika (Branntwein etc.)?

- Sind Sie Raucher, rauchen Sie also nicht nur gelegentlich, sondern regelmäßig?
- Hat Sie schon einmal ein Freund darauf hingewiesen, daß Sie viel zu viel arbeiten?
- Sind Sie unzufrieden mit Ihrem Leben?
- Haben Sie oft das Gefühl, sich vor den Anforderungen des Alltags verstecken zu müssen?
- Würden Sie sich als »schokoladensüchtig« bezeichnen?
- Sehen Sie mehr als zwei Stunden täglich fern?
- Machen sich Ihre Freunde und Verwandten Sorgen um Sie, weil sie zu viel rauchen, trinken oder essen?
- Haben Sie starkes Übergewicht?
- Konsumieren Sie Drogen oder Psychopharmaka?
- Greifen Sie besonders dann zu Zigaretten, Alkohol oder der Fernbedienung Ihres Fernsehapparates, wenn Sie Probleme haben und sich unwohl fühlen?

Jedes »Ja«, mit dem Sie eine der gestellten Fragen beantworten mußten, sollte Sie aufhorchen lassen. Wenn Sie aber mehr als drei der Fragen mit »Ja« beantworten mußten, ist es sehr wahrscheinlich, daß Sie ein Problem mit dem rechten Maß haben.

Im folgenden Kapitel möchten wir Ihnen gerne einige Möglichkeiten aufzeigen, optimal mit Genußmitteln umzugehen, Süchte zu vermeiden, beziehungsweise aus suchtartigen Mechanismen auszusteigen.

Wege zum richtigen Maß

Der Hauptgrund dafür, daß Genußmittel in der Öffentlichkeit immer wieder verteufelt werden, ist der, daß es sehr viele Menschen gibt, die einfach nicht mit ihnen umgehen können. So merkwürdig es klingen mag, aber wenn Sie Schäden an Leib und Seele vermeiden wollen, haben Sie eigentlich nur eine Chance: *Sie müssen ein Genießer werden!*

Denken Sie daran: Genießen hat nichts mit Konsumieren zu tun. Normalerweise lernen wir nicht, was es heißt, richtig zu dosieren und rechtzeitig aufzuhören. Wir wissen meist gar nicht, wie wenig wir im Grunde brauchen. Statt dessen denken wir, daß wir gleich richtig sündigen wollen, wenn wir schon sündigen. Und wenn wir jahrelang über die Stränge geschlagen haben, müssen wir es natürlich erst wieder lernen, das richtige Maß für uns zu finden.

Doch dies ist gar nicht so schwierig, denn es gibt ein paar kleine »Tricks«, die uns dabei helfen:

- Hören Sie auf die Signale Ihres Körpers, hören Sie auf zu essen, wenn Sie satt sind und nehmen Sie nichts zu sich, auf das Sie nicht wirklich Lust haben.
- Dosieren Sie Genußmittel immer sehr vorsichtig. Nehmen Sie im Zweifelsfalle lieber zu wenig als zu viel zu sich.
- Nehmen Sie sich Zeit für Ihre kleinen Genüsse. Bedenken Sie, daß Genuß Zeit erfordert. Lassen Sie sich genug Zeit, um alle Ihre Geschmacksknospen und Riechzellen zu aktivieren.
- Bewahren Sie die Kontrolle, bleiben Sie wach, beobachten Sie sich beim Genießen, vermeiden Sie unbewußte Mechanismen.
- Obwohl Sie vorsichtig dosieren sollten, sollten Sie es auch vermeiden, allzu streng mit sich umzugehen. Fasten Sie nicht und machen Sie keine Diäten, wenn Ihnen dies keinen Spaß macht. Vermeiden Sie es außerdem, Substanzen wie Zucker oder Alkohol zu verteufeln. Verzicht und Abstinenz erhöhen die Lust auf Freßexzesse und übermäßigen Genußmittelkonsum nur.

Eine weitere gute Möglichkeit, »Genußfehler« zu vermeiden besteht darin, der *Philosophie der Abwechslung* zu folgen. Bringen Sie Abwechslung in Ihren Speise- und Genußplan. Auch wenn Sie gerne Rotwein trinken, tun Sie es nicht jeden Tag. Machen Sie zwischendurch einmal eine Woche Pause. Indem wir Substanzen wie Alkohol, Nikotin, Koffein oder Zucker immer nur phasenweise zu uns nehmen, senken wir die Suchtgefahr sehr stark.

Experimentieren Sie ganz bewußt mit Genußmitteln. Probieren Sie aus, wie Kaffee auf Sie wirkt, indem Sie einmal ein bis zwei Wochen täglich Kaffee trinken. Probieren Sie dann aus, was sich verändert, wenn Sie zu Schwarztee überwechseln. Um dies herauszufinden, müssen Sie in Ihrer »Teewoche« ganz auf Kaffee verzichten, so wie Sie in Ihrer »Bierwoche« auf Wein verzichten sollten usw.

Schon bei Euripides, dem griechischen Tragödiendichter, (vor 480 v. Chr.- 406 n. Chr.) heißt es: »*Abwechslung ist immer süß*«. Variieren Sie daher immer wieder einmal und werden Sie nicht zu einseitig. Auf diese Weise vermeiden Sie Automatismen und bleiben mit Aufmerksamkeit bei der Sache. Wenn Sie Ihr Leben auf diese Weise genießen, werden Sie viel mehr Lebendigkeit und Befriedigung erfahren, als wenn Sie an irgendeiner Substanz hängen, nur weil Ihre Triebe und Gewohnheiten die Macht übernommen haben.

Zum Abschluß dieses Kapitels wollen wir Ihnen noch eine kleine Übung vorschlagen, die Ihnen ebenfalls dabei helfen wird, das Gefühl für die richtige Dosis zu vermitteln.

Genußübung 4

Sie können die Übung mit jedem beliebigen Genußmittel durchführen, zum Beispiel mit Wein, Bier, Tabak oder Schokolade. Nehmen wir einmal an, Sie entscheiden sich für die Schokolade.

Der Einfachheit halber können wir einen der vielen Schokoladenriegel wählen, die uns der Supermarkt oder die Tankstelle zu bieten haben, oder wir wählen eine gute Vollmilchschokolade, von der wir einen Riegel abbrechen. Die Übung hat vier Phasen, die wir an vier aufeinanderfolgenden Tagen durchlaufen sollten:

1. Phase: Essen Sie den Riegel auf. Beachten Sie dabei nichts besonderes, aber stoppen Sie die Sekunden, die Sie benötigen, um die Schokolade aufzuessen.

2. Phase: Essen Sie auch am nächsten Tag wieder Schoko-

lade, und zwar dieselbe Marke und die gleiche Menge. Zwingen Sie sich jedoch dazu, doppelt solange dafür zu brauchen wie in der ersten Phase, was bedeutet, daß Sie die Schokolade länger im Mund behalten und intensiver schmecken müssen als am Vortag.

3. Phase: Behalten Sie die Zeit bei, die Sie in der 2. Phase benötigt haben, um die Schokolade aufzuessen, doch halbieren Sie nun die Menge. Essen Sie also nur den halben Schokoladenriegel, was wiederum bedeutet, daß Sie einfach noch länger kauen und schmecken müssen.

4. Phase: Am vierten und letzten Tag verdoppeln Sie die Zeit nochmals und gleichzeitig halbieren Sie die Schokoladenmenge noch einmal. Das heißt also: Noch viel mehr Zeit für noch viel weniger Schokolade.

Sie werden sehen, daß es spätestens in der letzten Phase richtig »anstrengend« wird. Wahrscheinlich haben Sie noch nie so viel Zeit gebraucht, um ein Stück Schokolade zu essen. Ebenso wahrscheinlich ist es aber, daß Sie Schokolade noch nie so intensiv und genau gerochen und geschmeckt haben.

Würden Sie sagen, daß der Genuß in der ersten Phase größer war als in den darauffolgenden? Oder haben Sie es eher umgekehrt erfahren, daß Sie nämlich um so intensiver genossen haben, je mehr Zeit Sie sich genommen haben?

Um wirklich genießen zu können, benötigen wir keine großen Mengen. Sie können ein kleines Glas Wein viel intensiver genießen als eine ganze Flasche. Große Mengen führen nur allzu schnell zur Gewohnheit und zum Konsum oder, um zum Abschluß noch einmal Schopenhauer zu Wort kommen zu lassen: »*In dem Maße, als die Genüsse zunehmen, nimmt die Empfänglichkeit für sie ab: das Gewohnte wird nicht mehr als Genuß empfunden*«. (» Welt als Wille und Vorstellung« II/ 4.Kapitel, 46)

Die spirituelle Dimension der Lust

Nicht der Mensch hat am meisten gelebt,
welcher die höchsten Jahre zählt, sondern derjenige,
welcher sein Leben am meisten empfunden hat.
Jean-Jacques Rousseau

So seltsam es klingen mag, aber ein nicht unwesentlicher Grund dafür, daß wir in unserem Kulturkreis Schwierigkeiten damit haben, unser Leben zu genießen ist die verbreitete Vorstellung, daß der »Liebe Gott« etwas dagegen haben könnte, wenn wir es uns so richtig gutgehen lassen. Tatsächlich sind wir nämlich nicht nur Opfer des Gesundheits-, Schönheits- und Schlankheitswahns, sondern auch Opfer jahrtausendealter religiöser Konditionierungen. Und vielleicht sollten wir auch in diesem Bereich einmal nachforschen, wie es denn eigentlich um die Schädlichkeit der »bösen« Genußmittel in bezug auf unser Seelenheil steht.

Können wir spirituell wachsen, wenn wir fleischlichen Genüssen frönen? Wir wissen ja inzwischen, daß Genuß, Lust und Liebe für unsere Gesundheit und unser psychisches Gleichgewicht äußerst wichtig sind, aber wie sieht es mit der spirituellen Dimension aus oder anders gefragt:

Kann Genießen Sünde sein?

Es gibt nur eine Sünde, und das ist Dummheit.
Oscar Wilde

Seit jeher führen die Religionen – und natürlich nicht zuletzt auch die christliche – einen erbitterten Krieg gegen die »fleischliche Lust«. Die Tatsache, daß dieser Krieg recht aussichtslos ist und die breite Masse für die Lehren der Religionen ohnehin weitgehend taub ist, soll uns hierbei gar nicht kümmern. Vielmehr wollen wir herausfinden, ob wir religiöse, spirituelle Menschen sein können und den Weg zu unserem höheren Selbst oder zu Gott finden können, wenn wir lust- und genußvoll leben.

Das scheint nicht einfach zu sein. Schließlich fing der ganze Ärger mit Adam und Eva an, die dumm genug waren, sich von der gemeinen Schlange überreden zu lassen, den verbotenen Apfel genüßlich zu verspeisen. Das Drama, das daraufhin folgte, ist weithin bekannt. Der Begriff der Sünde wurde geprägt, und seither wird jenes unheilvolle Tun, durch das der Mensch sich von seinem Schöpfer abwandte, von den Vertretern der christlichen Religion mit größter Skepsis beobachtet.

Der kleine »Sündenunfall« unserer Stammeltern hat eine Jahrtausende andauernde Jagd auf die Lust bewirkt, die nicht unerheblich dazu beigetragen hat, uns die Lust an der Lust gründlich zu vergraulen. Unlogischerweise waren es aber nicht die Äpfel, die in der Folge den Schwarzen Peter für die Vertreibung aus dem wonnevollen Paradies zugeschoben bekamen, sondern die Genüsse schlechthin und mit ihnen die Genußmittel.

Da die Sache mit der Sünde aber gar nicht so einfach ist und sich die Vertreter der evangelischen und katholischen Kirche diesbezüglich recht uneinig sind, wollen wir an offizieller Stelle lieber nicht nachfragen, ob Schokoladeessen denn nun Sünde ist oder nicht. Statt dessen wollen wir uns überlegen, wie wir selber es vermeiden können, unheilvoll zu handeln und unserer seelisch-geistigen Entwicklung dadurch im Wege zu stehen.

Anders gefragt: stellen die Genüsse ein Hindernis dar, wenn es darum geht, das Wesentliche unseres Lebens zu erkennen? Oder beinhalten sie ganz im Gegenteil sogar eine Möglichkeit, unsere Entwicklung voranzutreiben?

Tantra, der Weg der Ekstase

Von der Lustfeindlichkeit der Religionen kann man ja ein Lied singen, und tatsächlich finden wir in zahlreichen religiösen Richtungen eine gewisse Verleugnung des Körpers und der Leidenschaften. Doch es gibt auch Gegenbeispiele. Daß Religiosität und Spiritualität nämlich nicht unbedingt gegen die Lust gerichtet sein müssen, zeigt uns unter anderem das *Tantra*, ein Lehrsystem der indischen Religion.

Im *Tantra* oder *Tantrismus* haben wir es mit einer religiösen Strömung zu tun, die sowohl den Hinduismus als auch den Buddhismus seit dem 5. Jahrhundert mitbeeinflußt hat. Tantra bedeutet soviel wie der »innerste Kern« oder das »Wesentliche« und wurde zunächst mündlich, später dann in Form der sogenannten *Tantras*, altindischer Texte, auch schriftlich überliefert. In den Tantras werden Dialoge zwischen Shiva, der männlichen Gottheit, und Shakti, dessen weiblichem Gegenpol, aufgeführt. Das erklärte Ziel des Tantrismus ist die Erweckung psychischer und magischer Kräfte und letztlich die Erlösung des Menschen.

So weit, so gut – aber was hat das Ganze mit Genuß zu tun?

Viel. Und zwar deshalb, weil der Weg zur ersehnten Erlösung aus den Verstrickungen des Lebens über Rituale und sexuelle Praktiken führt. Und wissen Sie, was im Mittelpunkt der geheimen Riten steht? Ganz einfach: der Genuß!

Im Tantra geht es tatsächlich vor allem darum, die fünf mit »M« beginnenden Dinge zu genießen, nämlich *Mada* (Wein), *Matsja* (Fisch), *Mamsa* (Fleisch), *Mudra* (geröstete Körner, eine Art Vorgänger der heutigen Chips) und zu guter Letzt *Maithuna*, bei uns unter der Bezeichnung »Geschlechtsverkehr« bekannt. Der letzte Punkt ist der Grund dafür, warum Sie vom Tantra vielleicht auch schon als von der »altindischen Liebeskunst« gehört haben werden.

Hätten Sie gedacht, daß Genießen nicht nur Spaß macht und Körper und Seele guttut, sondern daß es uns auch noch dabei behilflich sein kann, die kosmische Energie in uns zu erwecken?

Im Gegensatz zu vielen anderen religiösen Systemen lehnt Tantra die Askese als selbstzerstörerisches Mittel, das den Körper schwächt, ab. Die Anregung der Sinne ist nicht nur erlaubt, sondern erwünscht. Fleisch, Alkohol und sexuelle Freuden dürfen und sollen genossen werden.

Dennoch geht es auch beim Tantra durchaus nicht um eine schnelle Befriedigung triebhafter Gelüste, denn auch die Tantriker, so nennt man die Anhänger des Tantra, haben natürlich entdeckt, wie wichtig der richtige Umgang mit dem Genuß ist. Das heißt nicht nur, daß die Dosierung stimmen muß, sondern es heißt vor allem, daß man sehr genau wissen muß, wie man genießt und wozu man genießt.

Im Tantra werden Lust und Genuß in jahrtausendealte Rituale eingebettet, durch die der Tantriker in die Lage versetzt wird, die Kontrolle über seine Lust zu bewahren und so beispielsweise seinen eigenen Orgasmus zu kontrollieren oder seine Lust zeitlich enorm auszudehnen. Falls Sie also einmal einen Tantriker oder eine Tantrikerin näher kennenlernen sollten, sollten Sie es besser nicht eilig haben, denn diese Leute wissen, daß wirkliches Genießen viel Zeit erfordert und daß Genießen somit etwas ganz anderes ist als Konsumieren.

Und was schließen wir daraus? Nun, ganz einfach:

- Genießen ist nichts Böses, und es kann unter gewissen Umständen sogar etwas sehr »Heiliges« sein.
- Genießen erfordert Zeit.
- Damit Genießen uns wirklich weiterführt, sollten wir nicht nur das rechte Maß, sondern auch die Kontrolle bewahren.
- Um die Kontrolle zu bewahren, ist es gut, seine Achtsamkeit zu entwickeln, wovon noch die Rede sein wird, oder aber das Genießen in kleine Rituale einzubinden und es so zu etwas ganz Besonderem zu machen.

Die kleine »Kakao-Zeremonie«

Es gibt viele Möglichkeiten, das Genießen im Alltag in kleine »Rituale« einzubinden. Seit jeher finden wir in der Menschheitsgeschichte viele Rituale und Zeremonien, die mit Genußmitteln zusammenhängen. Schon die Indianer und Schamanen haben einen Kult aus dem Rauchen von getrockneten Gräsern gemacht. Die alten Chinesen ritualisierten das Teetrinken schon vor Tausenden von Jahren und aus dem Zen-Ritual entstand die japanische Teezeremonie, die in Japan noch heute lebendig ist. Aber auch die Ostfriesen haben ihre Teezeremonie entwickelt und das Kaffeetrinken in den speziell dafür erbauten Kaffeehäusern hat in Europa eine lange Tradition.

Obwohl uns die Genußmittel an sich schon dazu einladen, den Lärm der Welt zu vergessen und wieder zu uns zu kommen, können wir das Ganze noch ein wenig unterstützen, indem wir im Alltag beispielsweise kleine Kaffee-, Tee- oder Weinrituale zelebrieren. Dazu brauchen wir nur ein wenig Zeit und Phantasie. Vielleicht wird dieses Beispiel Sie auf einige Ideen bringen ...

Genußübung 5

Das Wichtigste für eine kleine Genußzeremonie ist eine schöne, harmonische Atmosphäre. Planen Sie eine feste Zeit ein, um ein Genußmittel, zum Beispiel eine Tasse heiße Schokolade mit etwas Sahne, zu sich zu nehmen.

Tauchen Sie den Ihnen zur Verfügung stehenden Raum in ein schönes Licht, und zünden Sie zum Beispiel einige Kerzen an. Bringen Sie Ruhe in Ihre »Genußecke«, indem Sie den Platz, an dem Sie sich für die Zeit der kleinen Zeremonie aufhalten möchten, schlicht und einfach aufräumen. Befreien Sie Tisch und Sofa von Zeitschriften, Papierkram, herumstehenden Gläsern usw.. Lüften Sie das Zimmer und sorgen Sie dafür, daß es warm genug ist – und vor allem: stecken Sie das Telefon aus und machen Sie Ihren Mitbewohnern klar, daß Sie für die nächsten zehn bis fünfzehn Minuten ungestört sein wollen.

Sobald der Raum vorbereitet ist, sollten Sie sich selbst »in Ordnung« bringen, indem Sie sich bequem anziehen und sich gedanklich von den Alltagsereignissen lösen. Der Unterschied zwischen einfachem Kakaotrinken und einer »Kakaozeremonie« besteht darin, daß die Zeremonie eine innere Haltung der Ruhe und des Gesammeltseins erfordert, daß ferner mehr Zeit benötigt wird und daß die Umgebung auf die gewünschte innere Haltung abgestimmt wird.

Nachdem der Raum und Sie selbst bereit sind, können Sie mit der Zeremonie beginnen, indem Sie das Getränk in Ruhe und mit Liebe zubereiten. Achten Sie auf beste Qualität, gleichgültig ob Sie die kleine Zeremonie mit Kakao, Wein, Bier, Kaffee oder Tee ausführen möchten.

Um bei unserem Beispiel zu bleiben: Bereiten Sie den hochwertigen Kakao mit frischer Vollmilch und etwas frischer Sahne zu, süßen Sie ihn nach Belieben, und denken Sie daran, daß die Zubereitung bereits Teil der Zeremonie ist; gehen Sie also nicht ans Telefon, wenn die Milch auf dem Herd steht.

Sobald der Kakao fertig ist, wählen Sie die schönste Tasse, die Sie besitzen und begeben sich in Ihre »Genußecke«. Lassen Sie sich dort nieder, entspannen Sie sich, spüren Sie Ihren Atem und konzentrieren Sie sich dann ganz auf Ihren Kakao. Nehmen Sie die Tasse in die Hand, schnuppern Sie an den aufsteigenden Aromen, und beobachten Sie, welche Gefühle dies in Ihnen auslöst. Trinken Sie dann den ersten kleinen Schluck, und nehmen Sie dabei den Geschmack möglichst intensiv auf.

Vor allem aber – lassen Sie sich Zeit, bleiben Sie in der Ruhe, und erfahren Sie vom ersten bis zum letzten Schluck mit allen Sinnen, wie es sich anfühlt, den Alltag zu vergessen und in entspannter Konzentration zu genießen.

Mit Genuß ins »Hier und Jetzt«

Wenn Sie die vorige Übung ausprobiert haben, werden Sie wahrscheinlich bemerkt haben, wie Sie innerlich immer ruhiger wurden und wie wohl Sie sich dabei fühlten.

Leider ist unser Alltag nicht gerade dazu geeignet, zu sich zu finden und sich zu entspannen. Ständig werden wir von Terminen gehetzt und müssen uns gedanklich mit Problemen beschäftigen, die unsere Arbeit, unsere Familie, unsere Gesundheit oder auch nur die Gesundheit unseres Hundes betreffen. So wichtig dies in einigen Fällen sein mag, so entgeht uns dadurch doch auch einiges. Oft haben wir selbst in Zeiten, die eigentlich traditionell der »Entspannung der Seele« und der Besinnung dienen sollten, wie etwa zu Weihnachten, kaum noch die Möglichkeit, zur Ruhe zu kommen, da unsere Gedanken ständig auf Hochtouren laufen.

Immer und überall laufen wir Gefahr, der Hektik und dem Streß zum Opfer zu fallen, und gerade hier können uns die Genußmittel oft eine wichtige Hilfe sein, um sozusagen kleine psychische Atempausen einzulegen.

Der Genuß führt uns auf ganz natürliche Weise in den jetzigen Augenblick, in das »Hier und Jetzt«. Und dieser gegenwärtige Moment ist im Grunde genommen der wichtigste überhaupt, denn er ist der einzige, in dem wir in Berührung mit unserer inneren Wirklichkeit kommen können, was die Voraussetzung für jede Form der Spiritualität oder Religiosität ist. Da soll noch einmal jemand sagen, daß Genießen Sünde sei ...

Wie ungeheuer wichtig es ist, den Kontakt zu seinen inneren Bedürfnissen zu wahren und seine Seele durch die innere Sammlung und die Konzentration auf das »Hier und Jetzt« mit neuen Energien aufzuladen, ist vielen Menschen bewußt. Vor allem ist es denen bewußt, die unserer »Fast-Food- und Fast-Life-Zeit« zum Opfer gefallen sind und bereits an Leib und Seele erkrankt sind.

Die Suche nach Stille, nach Erholung, Entspannung und Meditation findet auf breiter Ebene statt. Dies wird jedem klar werden, der einmal das Bücher- oder Volkshochschulangebot in den Bereichen Yoga, Zen, Autogenes Training, Anti-Streß-Programme usw. prüft.

Und um nochmals auf die spirituelle Dimension zurückzukommen: alle Religionen betonen die Bedeutung des »inneren Rückzugs« von den Problemen der Welt, wenngleich auch ihre Mittel und Wege sich unterscheiden. Auch wenn die meisten Religionen im Gegensatz zum Tantra nicht dazu raten, bewußt zu genießen, ist doch das Ziel überall das gleiche, nämlich die Loslösung von der »Welt« und die Ausrichtung auf das »Göttliche«.

Daß dieses Göttliche aber inmitten der Welt zu finden ist, ist unseres Erachtens eine recht ermutigende Erkenntnis. Dies bedeutet nämlich auch, daß es gar nicht nötig ist, allerlei Unsinn zu treiben und gegen unseren Körper anzukämpfen, wodurch wir nur Spannungen und Streß erzeugen, sondern daß wir das Wesentliche inmitten der Schönheit, die die Welt uns zu bieten hat, entdecken können.

Dabei ist es nicht so wichtig, ob wir uns der großen Erfahrung nähern, indem wir einem Menschen, den wir lieben in die Augen blicken, indem wir einen Sonnenuntergang betrachten, indem wir spüren, was es bedeutet zu tanzen und sich zu bewegen, oder indem wir eben eine Tasse Tee oder Kaffee trinken und dabei alle unsere Sinne zum Zuge kommen lassen. Wichtig ist nur, daß wir uns einlassen, wach bleiben und uns etwas Zeit nehmen, denn: Zeit für Genuß ist immer auch Zeit für die Seele.

Mit Genuß zum Seelenheil?

Wir wissen inzwischen, daß die Aufnahme von Genußmitteln einige positive Reaktionen im Gehirn bewirkt und daß beispielsweise der Endorphin- und Serotoninspiegel im Gehirn ansteigt, wenn wir Genußmittel wie Schokolade oder Kaffee zu uns nehmen. Diese Veränderungen im Gehirnstoffwechsel bescheren uns Glücksgefühle und sinnliche Befriedigung oder anders gesagt, das Genießen sorgt dafür, daß wir uns während und nach dem Genuß wohler fühlen als zuvor.

Darüber hinaus ist das sinnliche Erleben, das automatisch mit jedem Genuß verbunden ist, auch eine Voraussetzung für unsere seelische Gesundheit.

Wir sind nun einmal menschliche Wesen und als solche auch sinnliche Wesen. Das bedeutet auch, daß wir unglücklich und unerfüllt sind, wenn unsere Sinne nicht die nötigen Reize erhalten, derer sie bedürfen. So wissen wir zum Beispiel, daß Menschen, die aufgrund eines Unfalls oder einer Erkrankung ihren Geruchs- und/oder Geschmackssinn verloren haben, leicht an Depressionen zu leiden beginnen. Dasselbe trifft auf Menschen zu, die aufgrund einer Gehirnverletzung keine Farben mehr sehen können.

Ein reizloses, da farb-, geruchs- und »geschmack(s)loses« Leben erscheint uns eben sehr viel weniger lebenswert. Es ist ein bißchen so, als hätten wir vergessen, unsere Suppe zu salzen.

Außerdem wissen wir, daß ein Mangel an Sonnen- und Lichteinstrahlung, wie er vor allem in den nördlichen Regionen, zum Beispiel in Ländern wie Norwegen, Schweden und Finnland, vorkommt, zu depressiven Verstimmungen bis hin zu ausgewachsenen Depressionen innerhalb weiter Teile der Bevölkerung führt. Diese »Depressionen der dunklen Tage«, die wir alle schon ansatzweise erlebt haben dürften, treten vor allem zwischen Oktober und März auf, und inzwischen hat man entdeckt, daß der Zustand der Betroffenen sich wesentlich verbessert, wenn man sie mit künstlichem Licht, also mit einer Lichttherapie behandelt.

Ebenso wie diese Lichttherapie die Seele wieder zu heilen scheint, vermag dies auch die Therapie mit Klängen und Musik. Das Hören von Musik begünstigt nämlich die Ausschüttung von Endorphinen, den körpereigenen »Opiaten«, und kann somit euphorische Stimmungen erzeugen. Zahlreiche Untersuchungen haben bestätigt, daß Musik eine heilende Energie besitzt und daß bestimmte Musikstücke nicht nur den Atemrhythmus und den Blutdruck verändern, sondern den »ganzen Menschen« in einen positiven Zustand versetzen können.

Inzwischen gibt es ferner einige sanfte Therapieformen, die den sinnlichen Genuß einsetzen, um positive Veränderungen zu bewirken, so etwa die Aromatherapie, die mit unterschiedlichen Düften arbeitet, die Farbtherapie, Aura Soma oder die Gewürzheilkunde usw.

Ein weiterer Grund dafür, daß Genießen sehr viel zu Ihrer seelisch-geistigen Entwicklung beitragen und Sie – falls Ihnen daran gelegen ist – sogar zur Erleuchtung führen kann, liegt in einem einfachen Zusammenhang. Genießen bewirkt nämlich Wohlgefühle, Wohlgefühle bewirken Entspannung und Entspannung ist die Grundvoraussetzung für die Meditation, eine Geisteshaltung, die für unser Seelenheil ganz entscheidend ist.

Vom sinnlichen zum liebevollen Leben

Kennen Sie in Ihrem Bekanntenkreis einige Menschen, die sehr streng mit sich umgehen? Vielleicht Menschen, die hart arbeiten, sehr diszipliniert sind, sich wenig gönnen und deren Leben ein einziger Kampf ist? Wenn ja, dann wird Ihnen wahrscheinlich aufgefallen sein, daß diese Menschen recht unglücklich und verbissen wirken – wie sollte es auch anders sein. Schließlich sehnen wir uns in unserem tiefsten Herzen doch nicht nach Zwängen und Unterdrückung, sondern nach Freude und Freiheit.

Der Weg zum Glück besteht nicht darin, zu kämpfen und Widerstände aufzubauen, sondern darin, dem Fluß des Lebens zu folgen, und das bedeutet, daß wir eine meditative Haltung einnehmen sollten.

Wissen Sie eigentlich, warum das Genießen so gesund ist? Natürlich liegt es daran, daß Genießen Spaß macht und auch daran, daß Genußmittel viele günstige Substanzen enthalten. Darüber hinaus ist der Grund für die gesundheitlichen Wirkungen aber auch der, daß jedes wirkliche Genießen ein Akt der Achtsamkeit und somit eine kleine Meditation ist.

Wann immer wir einen wachen, konzentrierten und zugleich entspannten Geisteszustand erreichen, sind wir automatisch in Meditation. Kaum eine Philosophie hat den Wert der Meditation so sehr herausgestellt wie die Zen-Philosophie der Buddhisten.

Abgesehen von der klassischen Za-Zen-Meditation, der Meditation im Sitzen, betont Zen auch die Bedeutung bestimmter Rituale, die einen meditativen Zustand begünstigen, wie dies ja auch im bereits erwähnten Tantrismus geschieht.

Ferner kennt Zen aber auch die »Technik« des aufmerksamen Beobachtens. Es gibt viele poetische Zeugnisse, die die intensive Begegnung der Zenmeister mit den Schönheiten der Natur belegen. Natürlich ist es nicht nur in Anbetracht dahinziehender Wolken oder fallender Herbstblätter möglich, in einen meditativen Zustand zu geraten. Wir können genauso meditieren, indem wir vollkommen wach und bewußt mit Genußmitteln, unserem Lebenspartner oder unserem Kind umgehen.

An diesem Punkt erreichen wir nun eine Dimension, die jenseits von »Gut« und »Böse« liegt. Tatsächlich überschreiten wir die dualistische Auffassung von »schwarz und weiß« oder »gut und böse« in dem Moment, indem wir unser Bewußtsein durch Meditation auf eine höhere Stufe der Erkenntnis erheben. Plötzlich spüren wir, daß es an sich keine bösen oder guten Nahrungs- und Genußmittel gibt und daß es eine recht einseitige Perspektive ist, die uns einen Salat als »gut« und »gesund« und eine Tasse Kaffee als »böse« und »ungesund« erscheinen läßt.

Und um nochmals auf die liebe Sünde zurückzukommen: Die Sünde ist nicht im Wein an sich zu suchen, sondern in der Art und Weise, wie wir mit ihm umgehen. Wenn wir uns mit einem wachen Bewußtsein und einer lebensbejahenden, heiteren Einstellung »ausstatten« – und wenn wir darauf hören, was unser Körper braucht und liebevoll mit ihm umgehen, ist es vollkommen ausgeschlossen, daß wir eine »Sünde« begehen, denn dann folgen wir nur dem natürlichen Fluß des Lebens oder dem *Tao*, wie die alten Chinesen es genannt haben. Egal was wir tun, essen oder trinken, wichtig ist immer, daß wir dabei ganz wach bleiben, und so heißt es dann auch bei Buddha: »*Bewußt-Sein, ihr Mönche, ist alles.*«

Eine der wunderbarsten Meditationen besteht darin, bewußt in den Sinnen zu sein. Unsere Sinne verbinden uns mit den schönen Dingen der Welt. Sie ermöglichen uns den Zugang zu Musik, Düften, Berührungen, Farben und kulinarischen Genüssen. Die

Sinne ermöglichen uns also die Berührung zwischen »Innen« und »Außen« und die Kommunikation mit der Welt. Und deshalb eröffnet uns ein sinnliches Leben auch den Zugang zu einem sinnvollen und letztlich auch zu einem liebevollen Leben.

Nur wenn wir die Schönheit der Welt sehen und einen »Sinn« für den Duft und den Geschmack haben, die uns unsere Welt zu bieten hat, werden wir auch in der Lage sein, wirklich Kontakt mit dem Außen aufzunehmen und liebevoll zu handeln.

So viele Probleme unser Denken oft erzeugt, so wenige haben wir im Bereich der Sinnlichkeit, des Empfindens, Tastens, Riechens und Schmeckens zu erwarten. Wenn wir aufmerksam sind, werden wir bemerken, daß der Alltag uns viele Möglichkeiten bietet, »Zen in der Kunst des Genießens« zu üben und eine liebevolle Haltung gegenüber der Welt anzunehmen.

Wer seine Sinne aktiviert, öffnet sich für die Welt und fängt allmählich auch an, immer mehr wahrzunehmen. Offenheit und Wahrnehmungsvermögen sind wiederum Grundvoraussetzungen für eine liebevolle Einstellung.

Doch auch hier gilt, daß jeder Mensch verschieden ist und daß nicht alles für jeden gleichermaßen geeignet ist. Und selbst äußerst bewußte Menschen handeln nicht immer gleich. Während Buddha Vegetarier war, hat Jesus Fleisch gegessen, und während die großen indianischen Medizinmänner und Häuptlinge genüßlich ihr Friedenspfeifchen rauchten, würde dies den Yogis, die im Himalaja meditieren, nicht im Traum einfallen. Manche Mönche trinken Bier, andere lieber Wein und es gibt auch mehr als genug Dummköpfe, die weder rauchen, noch Alkohol trinken, noch Fleisch oder gar Süßigkeiten essen und die trotzdem ein recht unbewußtes Leben mit vielen Zwängen und Regeln führen und darüber hinaus oft wenig Liebe und Toleranz für ihre genießenden Mitmenschen haben.

Vergessen Sie daher nicht, daß Genießen eine wunderbare Sache ist, solange wir es wirklich bewußt und aufmerksam tun. Machen Sie sich nicht zu viele Gedanken über das, was Sie essen und trinken sollen, sondern spüren Sie in sich hinein, seien Sie experimentierfreudig und befreien Sie sich von unnötigen Ängsten.

Wenn Sie mit Dankbarkeit, Freude und Liebe an die Dinge herangehen, werden Sie bemerken, daß Sie gar nicht so viele Genußmittel brauchen, wie Sie vielleicht glauben. Sehr wahrscheinlich werden Sie bemerken, daß Sie im Grunde keine Lust auf Exzesse haben, daß Sie keinen Vollrausch brauchen, um sich wohlzufühlen und daß eine abwechslungsreiche Kost Ihnen am besten tut.

Auch wenn wir in diesem Buch die Genußmittel von ihrem schlechten Image, das sie nun einmal nicht verdient haben, befreien wollen, so heißt das natürlich noch lange nicht, daß wir nicht auch einen frischen Obstsalat, einen Orangensaft, ein Müsli oder ein Vollkornbrot genießen können.

Zwingen Sie sich bloß nicht dazu, von morgens bis abends Schokolade zu essen, aber sehen Sie um Himmels willen ebensosehr davon ab, sich nur noch von Obst und Körnern zu ernähren, nur weil dies gerade irgendeinem ebenso dummen wie vergänglichen Trend entspricht.

Der beste Weg zu einer ganzheitlichen Gesundheit, zu seelischer Ausgeglichenheit und einer spirituellen Entwicklung ist, sich selbst zu vertrauen, wach zu bleiben und die Dinge, die auf einen zukommen, so weit als irgend möglich zu genießen.

Nachdem wir nun versucht haben, Ihnen die wichtigsten Zusammenhänge bezüglich der Kunst des Genießens verständlich zu machen, werden wir uns im folgenden mit einigen konkreten Genußmitteln und ihren Wirkungen beschäftigen und sehen, wie wir durch kleine Genußmittelgaben unseren körperlich-seelisch-geistigen Zustand in positiver Weise verändern können, falls wir einmal das Bedürfnis danach verspüren.

Ein Blick auf die kleinen Genüsse des Alltags

Mineralstoffe und Vitamine in Genußmitteln

Mineralstoffe sind Elemente aus dem mineralischen Teil unserer Erde. Sie kommen in der Natur vor allem als »Salze« (unser Kochsalz, Natriumchlorid, ist nur eines von vielen Salzen) vor und müssen mit der Nahrung zugeführt werden. Mineralstoffe sind, ebenso wie die Vitamine, für das reibungslose Funktionieren sämtlicher Stoffwechselvorgänge unentbehrlich. Ein Mangel an Mineralstoffen kann fatale Folgen haben und beispielsweise zu ernsthaften Kreislaufproblemen, zu Muskelkrämpfen, Nervenerkrankungen etc. führen, kann aber auch relativ »harmlose« Beschwerden wie Kopfschmerzen, Schlaflosigkeit oder Zahnfleischschwund hervorrufen.

Während unser Körper Mineralstoffe wie Natrium, Kalzium, Kalium, Phosphor, Schwefel und Chlor in etwas höheren Mengen benötigt, finden wir im menschlichen Körper nur winzige Mengen an *Spurenelementen*. Zu den Spurenelementen, die teilweise bis vor kurzem noch gar nicht meßbar waren, gehören Eisen, Kupfer, Selen, Kobalt, Mangan, Chrom, Nickel, Fluor, Jod, Silicium, Zink, Vanadium und Molybdän. Nichtsdestoweniger sind auch diese Spurenelemente lebensnotwendig!

Die Genußmittel sind teilweise sehr gute Mineralstoff- beziehungsweise Spurenelementelieferanten und können uns somit dabei helfen, den empfohlenen Tagesbedarf (nach Empfehlung der Deutschen Gesellschaft für Ernährung, DGE) zu decken.

Ebenso wichtig sind die *Vitamine*, die eine Vielzahl von lebensnotwendigen Körperfunktionen steuern. Eine schleichende Unterversorgung mit Vitaminen wird anfangs selten bemerkt, da Beschwerden wie Schlafprobleme, Müdigkeit, depressive Verstimmungen und ständig wiederkehrende Infektionskrankheiten selten mit Vitaminmangel in Zusammenhang gebracht werden.

Die Forschungsergebnisse der letzten Jahre deuten immer stärker darauf hin, daß eine gute Vitaminversorgung nicht nur Erkrankungen wie Verdauungsstörungen, Hautentzündungen, Infektionen, Nervenstörungen, Zahnfleischbluten, Arteriosklerose usw. vorzubeugt, sondern daß Vitamine unser Leben verlängern, das Immunsystem kräftigen und sogar die Heilung von schweren Erkrankungen wie Krebs unterstützen können. Ganz »nebenbei« tun sie übrigens etwas für unser Aussehen.

Genußmittel wie Bier, Kaffee, Tee, Wein, Schokolade sowie natürlich auch Fleisch tragen nun erheblich dazu bei, unseren Vitaminbedarf auf angenehme Weise zu decken. Bei der Behandlung der jeweiligen Genuß- und Nahrungsmittel werden wir auf die einzelnen Vitamine, wie beispielsweise Vitamin A, C oder die Vitamine des B-Komplexes, aber auch den »Radikalfänger« Vitamin E, noch genau zu sprechen kommen.

Vorausschicken wollen wir jedoch, daß Vitamine und Mineralstoffe für uns alle, vor allem aber für ältere Menschen, für Streßgeplagte, Sportler, Kinder, Schwangere sowie auch für Raucher oder Menschen, die sich einseitig ernähren, äußerst wichtig sind, um sowohl körperlich gesund, als auch seelisch ausgeglichen und geistig fit zu bleiben beziehungsweise es wieder zu werden.

Im folgenden wollen wir nun einen kurzen Blick auf die wichtigsten Mineralstoffe, Spurenelemente und Vitamine werfen und alle Genußmittel nennen, die dazu beitragen können, uns mit diesen lebenswichtigen Substanzen zu versorgen.

Mineralstoffe und Spurenelemente

- Chlor

Chlor ist unter anderem für die Flüssigkeitsverteilung innerhalb und außerhalb der Zellen verantwortlich und als Bestandteil der Magensäure auch an der Verdauung beteiligt. Chloridmangel, wie er beispielsweise durch eine extrem kochsalzarme Ernährung auftreten kann, führt zu Verdauungsproblemen und erzeugt Muskelschwäche.

Der Tagesbedarf liegt im Schnitt bei 3000 bis 5000 Milligramm. Sportler oder Menschen, die stark schwitzen, benötigen eine höhere Zufuhr an Chloridsalz (unser ganz normales Kochsalz). Vor allem Fleisch- und Wurstwaren enthalten viel Kochsalz und kommen somit als Chlorlieferanten in Frage, wobei ein Zuviel an Salz natürlich ebenso zu vermeiden ist, wie ein Zuwenig.

- Eisen

Eisen ist am Transport von Sauerstoff im Blut beteiligt und wird für die Bildung verschiedener Stoffe benötigt, die an lebensnotwendigen Körperfunktionen beteiligt sind. Die Eisenaufnahme, die durch Vitamin C gefördert wird, erfolgt vorwiegend über den Darm. Das Eisen aus Fleisch wird etwa zu 30 % aufgenommen, das Eisen aus pflanzlicher Ernährung jedoch nur zu weniger als 10 %.

Der Tagesbedarf liegt bei 12 bis 18 Milligramm. Während der Menstruation, vor allem aber während der Schwangerschaft und Stillzeit, ist der Bedarf jedoch erhöht. Ein Eisenmangel, der bei Frauen relativ häufig vorkommt, kann zu Anämie (Blutarmut) mit vermindertem Blutfarbstoff und verkleinerten roten Blutkörperchen, sowie zu Appetitlosigkeit, Müdigkeit und Leistungsabfall führen.

Als gute Eisenlieferanten sind vor allem Fleischspeisen, Bierhefe aber auch Kaffee, Kakao, Milchschokolade, Schwarztee und Rotwein zu empfehlen.

- Fluor

Fluor sorgt unter anderem für die Stabilität von Knochen und Zähnen und steigert die Festigkeit der Zahnsubstanz. Gleichzeitig hemmt Fluor die Mundbakterien, die den Zahnbelag bilden, und deshalb wird Fluor auch für die Vorbeugung von Karies eingesetzt. Fluor verbessert die Eisenaufnahme aus dem Darm und schützt daher insbesondere während der Schwangerschaft vor Anämie. Darüber hinaus verbessert Fluor auch die Wundheilung.

Der Tagesbedarf liegt bei 1000 Mikrogramm und wird unter anderem durch Schwarztee, Kakaopulver und Fleisch gedeckt.

● **Jod**
Jod ist für die Funktion der Schilddrüse von großer Bedeutung, die wiederum das Tempo der Energiegewinnung aus der Nahrung bestimmt. Der Tagesbedarf liegt bei etwa 200 Mikrogramm, ist bei Schwangeren und Stillenden erhöht, sinkt aber nach dem 65. Lebensjahr wieder ab. Besonders in den jodarmen, gebirgsnahen Regionen ist eine gute Jodversorgung oft nicht mehr gewährleistet. Ein Jodmangel führt zu einer Vergrößerung der Schilddrüse, unter Umständen auch zu einer Herabsetzung des Stoffwechsels, zu Konzentrationsschwäche, Müdigkeit und Antriebsschwäche.

In jodarmen Regionen ist die Verwendung von Jodsalz und der regelmäßige Verzehr von Seefisch empfehlenswert. Doch auch in Genußmitteln wie Schwarztee, Kakao, Kaffee und Wein finden wir relativ hohe Jodwerte, die uns helfen den Tagesbedarf zu decken.

● **Kalium**
Kalium spielt bei der Regelung des Wasserhaushalts eine entscheidende Rolle und wird bei der Nerven- und Muskelarbeit benötigt. Darüber hinaus ist Kalium Bestandteil der Verdauungssäfte des Magen-Darm-Traktes und beeinflußt die Herztätigkeit.

Kaliummangel, zum Beispiel durch Verluste an Kalium bei Erbrechen oder Durchfällen oder auch durch einen zu hohen Kochsalzkonsum, muß durch eine erhöhte Zufuhr ausgeglichen werden. Kaliummangel führt zu Herzmuskel-Schäden, Muskelschlaffung, niedrigem Blutdruck, Appetitlosigkeit, Pulsunregelmäßigkeiten und Verstopfung.

Der Tagesbedarf liegt bei 3000 bis 4000 Milligramm. Als gute Kaliumquellen gelten Kaffee-Instant-Pulver, Kakaopulver, Schwarztee, Milchschokolade, Marzipan, Hühnerfleisch, Rindfleisch und Salami.

- **Kobalt**

Kobalt ist ein Baustein von Vitamin B12 und für dessen Funktion unentbehrlich. Dieses Spurenelement unterstützt den Eiweißaufbau und verbessert die Aufnahme von Eisen und Jod. Kobaltmangel führt zu Blutarmut (Anämie). 100 Gramm Schokolade enthalten etwa 6 Mikrogramm Kobalt. Der tägliche Bedarf wird auf 5 bis 10 Mikrogramm geschätzt.

- **Kupfer**

Kupfer ist an der Bildung der roten Blutkörperchen beteiligt und hat einen entscheidenden Einfluß auf die Sauerstoffversorgung und das Abwehrsystem des Körpers. Mangelerscheinungen, die vor allem durch Blutverluste auftreten, führen zu »Blutarmut« und damit auch zu Störungen der Knochenbildung und der Hautpigmentierung. Der Tagesbedarf liegt bei 2000 bis 4000 Mikrogramm.

Kupfer kommt besonders in Kakaopulver und Milchschokolade sowie in Fleischspeisen, vor allem in Rinder-, Kalbs- und Schweineleber, vor.

- **Magnesium**

Magnesium ist maßgeblich am Aufbau von Knochen und Zähnen beteiligt und spielt für die Muskel- und Nervenreizbarkeit eine große Rolle. Magnesium hemmt ferner die Blutgerinnung und schützt vor Thrombosen und Infarkten. Nicht zuletzt ist Magnesium auch maßgeblich an der Erhaltung der Immunabwehrkräfte beteiligt. Der Bedarf ist während der Schwangerschaft und Stillzeit erhöht.

Ein Mangel an Magnesium, der beispielsweise durch chronische Magen-Darmerkrankungen oder Alkoholmißbrauch entsteht, kann Muskelzuckungen, Rhythmusstörungen, sowie auch Krämpfe und Bewußtseinstrübungen, unter Umständen auch einen (unerwünschten) Verlust an Körpergewicht zur Folge haben. Der Tagesbedarf an Magnesium liegt bei 300 bis 350 Milligramm. Magnesium kommt verstärkt in Kakaopulver, Kaffeepulver, Schwarztee und Hühnerfleisch vor.

- **Mangan**

Mangan ist vor allem an der Entgiftung des Körpers beteiligt und unterstützt die körpereigene Abwehr. Der Tagesbedarf liegt bei 2000 bis 5000 Mikrogramm und wird leicht durch Genußmittel wie Tee, Kakao, Schokolade, aber auch durch Rotwein gedeckt. Ein Manganmangel ist sehr selten und kommt nur in einigen Fällen künstlicher Ernährung vor.

- **Nickel**

Nickel verstärkt die Wirkung unterschiedlicher Hormone, beispielsweise des Vasopressins, das den Blutdruck erhöht, und des Insulins, das den Blutzuckerspiegel senkt. Nickel stabilisiert die Blutgerinnung und vermindert die Wirkungen des Streßhormons Adrenalin. Der Tagesbedarf liegt bei 200 bis 500 Mikrogramm. Schwarztee und Kakao sind besonders reich an Nickel.

- **Phosphor**

Ebenso wie Calcium ist auch Phosphor Bestandteil des menschlichen Skeletts. Phosphor ist besonders beim Prozeß der Energiegewinnung und Energieumwandlung wie auch für die Gehirn- und Nerventätigkeit von Bedeutung. Während der Schwangerschaft und Stillzeit ist der Bedarf erhöht.

Phosphormangel, wie er zuweilen nach der Einnahme bestimmter Medikamente vorkommt, kann zu Knochenleiden, Muskelschwäche und in Verbindung mit Vitamin-D-Mangel auch zum Krankheitsbild der Rachitis führen.

Der Tagesbedarf liegt bei 700 bis 800 Milligramm. Phosphor finden wir besonders in Kakaopulver, Schwarztee, Rinder- und Schweineleber, Kaffeepulver und Milchschokolade.

- **Selen**

Selen ist ein biologischer Schutzstoff, der die schädlichen Wirkungen von Schwermetallen wie Quecksilber oder Kadmium herabsetzt und eine Zerstörung der Fettsäuren an der Zelloberfläche verhindert. Der Tagesbedarf liegt bei 50 bis 100 Mikrogramm und läßt sich vor allem durch Fleischgenuß decken. Inzwischen hat man beobachtet, daß Erkrankungen wie Herzinfarkt und Brustkrebs in Regionen mit selenreicher Ernährung deutlich seltener auftreten als anderswo. Dies ist auch der Grund, weshalb Selen heute eine vorbeugende Wirkung gegen Krebs und Herzinfarkt zugesprochen wird.

- Zink

Zink beeinflußt das Immunsystem und den Eiweiß- und Kohlenhydratestoffwechsel und spielt eine wichtige Rolle bei der Wundheilung. Durch Streß und einseitige Ernährung kann es zu Zinkmangel kommen, was Appetitlosigkeit, Haarausfall, eine erhöhte Infektionsanfälligkeit und eine verschlechterte Wundheilung . sowie eine Verschlechterung des Geruchs- und Geschmacksempfindens zur Folge haben kann.

Der Tagesbedarf liegt im Schnitt bei 15000 Mikrogramm, ist jedoch sowohl bei Schwangeren und Stillenden wie auch bei Menschen, die an Arteriosklerose leiden, erhöht. Vor allem Fleisch, aber auch Kakaopulver, Nuß-Nougat-Creme, Speiseeis sowie Kaffee sind gute Zinkquellen.

Vitamine

- Vitamin A (Retinsäure)

Vitamin A dient als Bestandteil des Sehpurpurs im Auge der Hell-Dunkel-Unterscheidung sowie auch dem Farbsehen. Vitamin A wird heute als Anti-Krebs-Mittel diskutiert, und es schützt Haut und Schleimhäute.

Bei Vitamin-A-Mangel kommt es unter Umständen zu einer verminderten Sehschärfe in der Dämmerung, zu Nachtblindheit und Entzündungen der Bindehaut. Aber auch die Haare und Fingernägel leiden, wenn zu wenig Vitamin A aufgenommen wird.

Der Tagesbedarf liegt bei Männern und schwangeren Frauen bei 1 Milligramm, bei stillenden Frauen etwas höher. Als Vitamin A-Quellen kommen neben den berühmten Karotten (in denen besonders viel Carotin, das Provitamin von Vitamin A enthalten ist) auch Fleischprodukte in Frage.

- **Vitamin B1 (Thiamin)**

Vitamin B1 sichert den vollständigen Zuckerabbau in der menschlichen Zelle und fördert die Übertragung der Nervenbefehle an die Muskeln. Vitamin B1 ist ferner für die normale Funktion von Herz und Darm verantwortlich.

Bei Vitamin-B1-Mangel kann es zu Verdauungsstörungen, Müdigkeit und Gedächtnisstörungen kommen. Der Tagesbedarf liegt bei 1,4 Milligramm. Wer viel Süßigkeiten und Zucker ißt, hat einen höheren Tagesbedarf. Gute Vitamin-B1-Lieferanten sind Schweinefleisch und Leber aber auch Bierhefe.

- **Vitamin B2 (Riboflavin)**

Vitamin B2 unterstützt den Stoffwechsel von Kohlenhydraten, Fetten und Eiweißen und ist vor allem während der Wachstumsphase von Bedeutung. Da die Vitamin-B2-Konzentration im Auge besonders hoch ist, wird ein Einfluß auf die Sehfähigkeit vermutet.

Der Tagesbedarf liegt etwa bei 1,7 Milligramm. Ein Vitamin-B2-Mangel kann zu Hautentzündungen, spröden Fingernägeln und Blutarmut führen. Sowohl Innereien als auch Bierhefe gehören zu den besten Vitamin-B2-Lieferanten.

- **Vitamin B5 (Niacin)**

Viele Enzyme enthalten Niacin. Es repariert geschädigte Zellen und sichert die Verdauungs- und die Nervenfunktionen. Ferner verhindert es das Verklumpen der roten Blutkörperchen. Bei Vitamin-B5-Mangel kann es zu Veränderungen der Magen-Darm-Schleimhaut und damit zu Durchfall und Erbrechen aber auch zu Schwindel und Depressionen kommen.

Der Tagesbedarf liegt bei 15 bis 18 Milligramm. Bier sowie Kaffee und Fleischprodukte enthalten reichlich Vitamin B5.

- **Vitamin B6 (Pyridoxin)**

Vitamin B6 ist für den Eiweißstoffwechsel und die Bildung der Gallensäure, des Blutfarbstoffs Hämoglobin sowie einiger Hormone zuständig. Der Tagesbedarf liegt bei ein bis zwei Milligramm. Vitamin-B6-Mangel führt zu Niedergeschlagenheit, Müdigkeit

und einer erhöhten Infektionsanfälligkeit sowie zu wunden Mundwinkeln und Darmbeschwerden.
Fleisch, Bier und Kakao enthalten relativ viel Vitamin B6.

- **Vitamin B 12 (Cobalamine)**

Vitamin B12 spielt bei der Blutbildung eine wichtige Rolle, ist am Aufbau der Zellsubstanz beteiligt und unterstützt die Weitergabe von Erbinformationen. Der Vitamin B12-Tagesbedarf liegt bei fünf Mikrogramm.

Ein Vitamin B12-Mangel kann Blutarmut, Zungenbrennen, weiße Lippen, Magendrücken, vor allem aber auch Nervenstörungen und Gedächtnisschwäche zur Folge haben. Vitamin B12 kommt in pflanzlicher Nahrung kaum vor, so daß insbesondere strenge Vegetarier und auch ältere Menschen, die dieses Vitamin nur schwer aufnehmen können, gefährdet sind.

Die besten Vitamin-B12-Lieferanten sind Fleischprodukte.

- **Vitamin M (Folsäure)**

Vitamin M wird vom Vitamin B12 aktiviert und spielt bei der Reifung der roten Blutkörperchen eine wichtige Rolle. Ferner ist Folsäure für den Eiweißstoffwechsel und die Erbsubstanz wichtig. Der Tagesbedarf an Vitamin M liegt bei 160 Mikrogramm.
Ein Vitamin-M-Mangel kann zu Schleimhautveränderungen, Pigmentstörungen, Blutarmut und Verdauungsproblemen führen. Neben der Frischkost sind Leber, Leberwurst, aber auch Bier gute Vitamin M-Quellen.

Von der Heilkraft der Schokolade

Kurzinfo

Vor mehr als 300 Jahren kamen nicht nur Tee und Kaffee, sondern auch die Schokolade, alias Theobroma, die »Nahrung der Götter« nach Europa. Gemeinsam mit dem Tabak war die Schokolade das erste der neuen Genußmittel, das Europa erreichte.

Die Verbreitung der Schokolade verdanken wir den spanischen Eroberern, die in Mexiko auf die Kakaobohne aufmerksam wurden. Diese wurde dort einerseits als Zahlungsmittel verwendet, andererseits von den Eingeborenen als Kraftnahrung eingenommen. Lange bevor die Spanier den Kakao entdeckten, kannten die Azteken bereits die Vorzüge der Kakaobohnen und stellten sogar einen Schokoladentrunk her, der als Aphrodisiakum galt. Nach der Legende war es der Gott der Kakaopflanze, Chat Ek Chuah, der den Indios Schokolade (Xocolatl) als Speise der Götter darbrachte

Von Spanien aus verbreitete sich der Schokoladengenuß ab 1600 schließlich auch in Frankreich, Italien und den Niederlanden und fand eine immer breitere Anhängerschaft. Schon 1631 lesen wir in einer spanischen Schrift: »Die Zahl der Schokoladentrinker ist in Spanien, besonders am Hof, aber auch in Italien und Flandern groß ...«

Gehandelt wurde die Schokolade in Europa zunächst in Form von festen Tafeln. Genossen wurde sie jedoch als Getränk, und wenn im 17. und 18. Jahrhundert von Schokolade die Rede ist, war damit ausschließlich die flüssige, in Milch oder Wasser aufgelöste Schokolade gemeint.

Das Zentrum der Schokoladenverehrer liegt zu dieser Zeit im katholischen Südeuropa, in Italien und Spanien, während der Kaffee eher als protestantisch-nördliches Getränk anzusehen ist.

Wie viele andere Genußmittel wurde auch die Schokolade als Heil- und Arzneimittel gegen allerlei Beschwerden verwendet, und in der katholischen Kirche war Schokolade sogar als Nahrungsersatz während der Fastenzeit erlaubt. Der Italiener Laurentius Brancati, Theologe und Philosophielehrer an verschiedenen Ordensschulen der Franziskaner, wurde nicht nur zum Kardinal ernannt, sondern schrieb auch eine Ode auf den Kakao und stellte den Grundsatz »Liquidum non fangit jejunum«, »Flüssiges bricht das Fasten nicht« auf, wodurch den Mönchen erlaubt wurde, den so beliebten Kakao auch während der Fastenzeit zu genießen.

Ist die Schokolade zunächst noch klerikales Fastengetränk, so wird sie schon bald zu einem ausgesprochenen Modegetränk am

Hof des Königs von Spanien. Vor allem die Tochter Philipps II. von Spanien war an der Verbreitung des köstlichen Getränkes maßgeblich beteiligt. Anna von Österreich war der Schokolade nämlich geradezu verfallen. Sie wurde 1615 mit König Ludwig XIII. verheiratet. Aus dieser Ehe ging König Ludwig der XIV. hervor. Anna überredete ihren Sohn nicht nur, bei Festlichkeiten regelmäßig Schokolade zu servieren, sondern auch einem ihrer Günstlinge für 15 Jahre das Monopol der Schokoladenfabrikation einzuräumen.

Um Mißverständnisse zu vermeiden noch ein Wort zur Begriffsklärung. Während *Schokolade* das seit dem 16. Jahrhundert bekannte Produkt aus Kakaomasse, Zucker, Kakaobutter usw. bezeichnet, ist *Kakao* eigentlich die Bezeichnung für die Pflanze. Die Sache ist deshalb so verwirrend, weil man das heiße Getränk sowohl als Kakao als auch als Schokolade bezeichnet. Besser wäre der Ausdruck »heiße Schokolade«.

Kakao wird aus den bis zu 20 cm langen, gurkenförmigen Früchten des Kakaobaums gewonnen, in denen in Längsreihen etwa 30 bis 70 fettreiche, weiß bis violettfarbene »Bohnen« enthalten sind. Zur Kakaoherstellung werden diese »Bohnen« einer Fermentation unterworfen, wobei sie die typische Braunfärbung annehmen. In den Verbraucherländern werden sie später geröstet, zu Kakaopulver vermahlen und zur Gewinnung von Kakaobutter ausgepreßt.

Als Kakaobutter wird das hellgelbe Fett bezeichnet, das aus der Kakaomasse gepreßt wird. Die Kakaobutter, die zwischen 27 und 35% Kakao enthält, wird nicht nur für die Schokoladenherstellung, sondern auch für medizinische und kosmetische Produkte verwendet.

Die Heimat des Kakaobaums ist das tropische Amerika. Von den vier Stammarten ist nur *Theobroma cacao* von wirtschaftlichem Interesse, wobei diese Art vorwiegend in zwei Varietäten angebaut wird, und zwar *Criollo* und *Forastero*. Der Kakaobaum benötigt viel Wärme und Feuchtigkeit sowie Beschattung und Windschutz. Zu den wichtigsten Anbaugebieten zählen Westafrika, Brasilien und Mittelamerika.

Inhaltsstoffe

Kakao enthält im Schnitt 35 bis 55 % Fett, 18 bis 20% Eiweiß, 10 bis 12 % Kohlenhydrate und etwa 0,26 % Zucker. Fettarmes Kakaopulver hat sehr viel weniger Fett, nämlich nur 12 %, die durchschnittliche handelsübliche Vollmilchschokolade enthält etwa 30 % Fett.

Im Kakao finden sich mehr als 500 Geschmacksstoffe und zahlreiche flüchtige Substanzen, durch die der typische, verführerische Geruch und Geschmack entsteht. Außerdem enthält Schokolade Theobromin, ein dem Koffein ähnliches Alkaloid, und Phenyläthylamin, eine stimmungsaufhellende Substanz.

- *Kakaopulver, schwach entölt (100 Gramm) enthält*
  Chrom: 60 Mikrogramm
  Eisen: 12 Milligramm
  Fluor: 150 Mikrogramm
  Jod: 120 Mikrogramm
  Kalium: 2000 Milligramm
  Kupfer: 3900 Mikrogramm
  Magnesium: 420 Milligramm
  Mangan: 3500 Mikrogramm
  Nickel: 1230 Mikrogramm
  Phosphor: 660 Milligramm
  Zink: 5000 Mikrogramm
  Vitamin B5: 2 Milligramm

- *Kakaogetränk-Pulver (100 Gramm) enthält*
  Eisen: 2400 Mikrogramm
  Kupfer: 1100 Mikrogramm
  Mangan: 2000 Mikrogramm
  Zink: 1900 Mikrogramm
  Vitamin B6: 0,07 Milligramm

- *Milchschokolade (100 Gramm) enthält*
  Eisen: 3100 Mikrogramm
  Kalium: 471 Milligramm

Kobalt: 6 Mikrogramm
Magnesium: 104 Milligramm
Nickel: 150 Mikrogramm
Phosphor: 242 Milligramm
Vitamin B2: 0,4 Milligramm

- *Weiße Schokolade* enthält wesentlich weniger Mineralstoffe und weder Phenyläthylamin noch Theobromin, weshalb die »dunkle« Milchschokolade der weißen zumindest aus gesundheitlichen Gründen vorzuziehen ist.

Wirkungen

Schokolade symbolisiert seit jeher den Genuß, und obwohl fast jeder Schokolade mag, entwickelt auch fast jeder Schuldgefühle, wenn er sie ißt. Schließlich heißt es ja auch, daß Schokolade dick macht, man Pickel von ihr bekommt und sie noch dazu Karies erzeugt.

Doch lassen sich diese Vorurteile bei näherer Betrachtung kaum aufrechterhalten. Selbst Untersuchungen, in denen die »Versuchsnascher« mit extremen Mengen an Schokolade gefüttert wurden, konnten beispielsweise keinen Zusammenhang zwischen Hautproblemen und Schokoladengenuß nachweisen.

Auch die befürchtete Steigerung des Cholesterinspiegels bleibt beim mäßigen Schokoladegenuß aus. Die in der Kakaobutter enthaltene Stearinsäure führt sogar dazu, daß die Cholesterinwerte gesenkt werden

Die Kariesbildung wiederum kann man ohnehin nur durch regelmäßiges Zähneputzen vermeiden. Im Vergleich zu den meisten Süßigkeiten ist die Kariesgefahr beim Schokoladengenuß sehr viel geringer, da Kakao unter anderem auch Substanzen enthält, die den Zahnschmelz schützen.

Doch kommen wir nun zu den positiven Wirkungen der Schokolade. Der hohe Nährwert des Kakaos wurde schon im alten Mexiko geschätzt, wo man Schokolade als Kräftigungsmittel für Kranke und Alte einsetzte. In einem Bericht eines Offiziers des spanischen Conquistadors Hernando Cortés (1485-1547) heißt es: »*Das Getränk ist äußerst nahrhaft und gesund. Wenn man nur eine Schale verspeist hat, kann man eine Tagesreise unternehmen, ohne weiterer Speisen zu bedürfen.*«

Der hohe Theobrominanteil im Kakao spendet Energie, macht leistungsfähig, stimuliert die Muskulatur und das Gehirn und wirkt auf das Herz und das Nervensystem leicht aktivierend.

In einem 1648 erschienenen Buch des Dominikanerpaters und Missionars Thomas Gage kann man nachlesen, daß Schokolade eine besonders heilende Wirkung auf das Verdauungssystem hat, und daß die gängige Meinung, daß Schokolade zu Verstopfungen führt, unsinnig ist. Es wird jedoch auch vor übertriebenem Genuß gewarnt, da dies zu Fettleibigkeit führe.

In der Doktorarbeit des Schweden Anton Hoffmann, Syndicus des Königlichen Medizinal-Kollegiums, lesen wir: »... *Eine besondere Milde besitzt die Schocolata, die weder mager macht, noch Kräfte raubt. Sie ist sehr hoch einzuschätzen, da ihre Verwendung die Gesundheit fördert und bei bestimmten Krankheiten Hilfe bietet, bei denen die gesamte medizinische Wissenschaft kaum Heilung in Aussicht stellen kann.*«

Vor allem ist es die Hypochondrie, die laut Hoffmann durch die Schokolade geheilt werden kann. Und tatsächlich wissen wir von Kardinal Richelieu (1585- 1642), dem obersten französischen Staatsminister, daß er, nachdem er durch alle möglichen Heilmittel versucht hatte, sich von seiner hypochondrischen Krankheit zu befreien, die Heilung endlich im Schocolata-Trank fand.

Bereits im 17. Jahrhundert weiß man von einer weiteren Wirkung der Schokolade, nämlich der potenzsteigernden und aphrodisierenden. Da Kakao auch wichtige Mineralstoffe wie Eisen, Kalium, Kobalt, Magnesium und andere enthält, ist mäßiger Kakao- oder Schokoladengenuß durchaus zu empfehlen.

Allein schon wegen ihrer rein körperlichen, aber auch aufgrund ihrer seelischen Wirkungen, kann Schokolade die Heilung unterstützen:

- in der Rekonvaleszenz
- bei Schwächezuständen
- bei Appetitlosigkeit und Untergewicht
- bei Potenzproblemen
- bei Verdauungsschwäche
- bei Menstruationsbeschwerden
- bei Eisenmangelanämie
- bei schwacher Immunabwehr

Was die *seelischen* und *geistigen* Wirkungen betrifft, so wissen wir, daß Schokolade neben Theobromin auch Phenyläthylamin, eine stimmungsaufhellende, anregende Hirnsubstanz, enthält, die unter anderem in den Glücksmomenten des Verliebtseins gebildet wird. Wann immer es daher darum geht, unsere Stimmung zu verbessern, ist Schokolade das Mittel der Wahl.

Nicht umsonst greifen viele Menschen immer dann zur Schokolade, wenn Sie psychischem Streß ausgesetzt sind, wie beispielsweise in Krisensituationen. Durch ihre besondere Zusammensetzung hilft Schokolade vorzüglich in Zeiten der Erschöpfung und depressiven Verstimmung.

Gleichzeitig erhöht mäßiger Schokoladengenuß die Konzentration und verbessert auch die kognitiven Funktionen, weshalb es nie schadet, ein Stückchen Schokolade in Prüfungen mitzunehmen.

Da Schokolade eine optimale Kombination aus Fett und Zucker bildet, hebt ihr Genuß den Endorphin- und Serotoninspiegel im Gehirn an, wodurch die Stimmung gebessert wird und wir neue Energie erhalten.

Nach aktuellen Befragungen in Amerika gestanden übrigens viele Frauen, daß ihnen Schokolade sogar wichtiger sei als Sex. Tatsächlich wird Schokolade zuweilen auch als Liebesersatz und als Trost in belastenden Situationen eingesetzt, und sicherlich ist es auch legitim, sich die harten Momente im Leben durch diese kleine Glücksdroge ein wenig zu versüßen.

Die richtige Dosis

Mit der Dosierung der Schokolade ist es nicht ganz einfach, da Eßgelüste uns oft in Versuchung führen, sehr viel mehr Schokolade zu essen, als gut für uns ist. Die Lust auf Schokolade zeigt uns, daß unser Endorphin- und Serotoninspiegel zu niedrig ist. Eigentlich würde es genügen, eine sehr kleine Menge Schokolade zu essen, um dieses Problem zu beseitigen, wenn wir die Schokolade richtig genießen und sie auf der Zunge zergehen lassen, anstatt sie allzu hastig herunterzuschlucken.

Obwohl Sie keine gesundheitlichen Probleme zu erwarten haben, wenn Sie regelmäßig eine viertel bis halbe Tafel Schokolade essen (vorausgesetzt Sie ernähren sich im übrigen ausgewogen), liegt die heilsame Dosis sehr viel niedriger, nämlich bei einer achtel Tafel Schokolade, wobei wir hier von der handelsüblichen 100 Gramm Tafel sprechen.

Vor allem bei körperlichen Beschwerden wie Schwächezuständen, mangelnder Immunabwehr, Menstruationsbeschwerden usw. ist es günstiger, heiße Schokolade zu trinken, als Schokolade pur zu essen. Durch die Wärme des Getränks werden nämlich zahlreiche Heilwirkungen verstärkt.

Trinken Sie nicht mehr als zwei mittelgroße Tassen Schokolade am Tag, denn dies ist bereits die höchste akzeptable Dosis. Im Krankheitsfall ist es am günstigsten, eine Tasse zum Frühstück, und eine vor dem Zubettgehen zu genießen.

Vorsicht!

Bedenken Sie, daß Schokolade ein gewisses Suchtpotential aufweist und manche Menschen ohne Schokolade kaum noch leben können. Zu große Mengen an Schokolade oder Kakao sind also zu vermeiden. Außerdem sollten Sie Schokolade gezielt einsetzen und sie nicht wahllos konsumieren. Konkret bedeutet dies, daß Sie immer wieder einmal eine Schokoladenpause einlegen müssen, und sei es nur für eine Woche. Auf diese Weise vermeiden Sie einerseits Abhängigkeit, andererseits werden Sie die Wirkungen der Schokolade besser erfahren können, wenn Sie sie wohldosiert einsetzen, denn schließlich ist es ein Unterschied, ob

Sie Schokolade als reines Genußmittel oder als Heilmittel verwenden wollen.

Tips für die Praxis

Während heiße Schokolade in früheren Jahrhunderten nach alter Tradition zubereitet wurde, indem man Schokoladetäfelchen in Wasser oder Milch schmelzen ließ, findet die Schokolade ihre Fortsetzung im Kakao, der sich seit dem 19. Jahrhundert durchsetzte. Der Holländer Van Houten entwickelte ein neues Kakaoverfahren, bei dem der Kakaobohne der größte Teil ihres Öls entzogen wird, um sie dann in Pulverform zu überführen. Dadurch wird der Kakao zwar weniger nahrhaft, dafür aber wesentlich besser verdaulich. Hier trennen sich die Wege von Kakao und Schokolade und während der Kakao sich als Getränk in ganz Europa verbreitete, wurde die Tafelschokolade zum eigenen Genußmittel erhoben.

Achten Sie beim Einkauf von Milchschokolade auf beste Qualität und wählen Sie immer die Schokolade mit dem höchsten Kakaogehalt (ist auf jeder Packung angegeben). Wenn Sie sich eine heiße Schokolade zubereiten, so verwenden Sie »echtes« Kakaopulver und keine Fertigpulver, die mit Zucker und zahlreichen Zusatzstoffen versetzt sind und meist nur wenig Kakao enthalten. Bereiten Sie sich den Kakao außerdem mit frischer Vollmilch, nicht mit Wasser zu, und süßen Sie nach Belieben mit etwas Zucker.

Der Schokoladenersatz Carob (Johannisbrot) befriedigt weder geschmacklich, noch enthält er Phenyläthylamin oder Theobromin. Verzichten Sie deshalb besser auf diese »Ersatzbefriedigung«.

Da *weiße Schokolade* weniger Mineralstoffe und weder Phenyläthylamin noch Theobromin enthält, sollten Sie lieber zur dunklen Milchschokolade greifen, zumindest wenn es Ihnen nicht um den reinen Genuß, sondern auch um die Heilwirkungen geht.

Die Wahrheit, die im Wein liegt

Kurzinfo

Der *Wein*, von dem dieses Kapitel handelt, ist ein wohlbekanntes, alkoholisches Getränk aus Weintrauben. Für die Weinherstellung werden die Trauben zunächst zerquetscht und anschließend in der Traubenmühle gekeltert (gepreßt). Der dabei anfallende Most wird zur Gärung in Fässer gefüllt. In der Folge wird das Getränk umgefüllt, mit einer besonderen Zuchthefe geimpft, »geschönt« und in Flaschen abgefüllt. Nach 6 bis 12 Monaten erreicht der Wein schließlich die Flaschenreife.

Die Ursprünge des Weines verlieren sich in der fernen Vergangenheit. Wie bei anderen Genußmitteln, finden wir natürlich auch beim Wein einige Legenden, die von der Entdeckung des edlen Trunkes erzählen.

Eine dieser Legenden handelt von dem Perserkönig *Dschemschid*. Dschemschid, der es sich zur lieben Gewohnheit gemacht hat, täglich einen Saft aus Traubenbeeren, die zuvor von Kernen und Häuten befreit worden sind, zu trinken, ärgert sich darüber, daß er seinen geliebten Saft nicht auch im Winter trinken kann, da die Weintrauben im Winter bekanntlich zugrunde gehen. Da er herausfinden will, ob der Saft nicht vielleicht haltbar sei, läßt er eine größere Menge anfertigen, und sie sich täglich servieren. Enttäuscht darüber, daß der Saft nach einiger Zeit bitter wird, läßt er ihn als giftig verschließen.

Bald darauf erkrankt seine heißgeliebte und wunderschöne Sklavin. Schließlich schmerzt ihr der Kopf so sehr, daß sie beschließt, sich das Leben zu nehmen. Sie kommt auf die Idee, dazu das vom Perserkönig versperrte Gift zu verwenden. Kaum hat sie ein wenig von dem vermeintlichen Gift eingenommen, fühlt sie sich auf einmal ganz erleichtert, froh, munter, schmerzfrei und mit neuen Kräften erfüllt. Von der unerwarteten Wirkung begeistert, kann die Sklavin nicht widerstehen und trinkt noch einige Schlückchen des eigenartigen Getränkes, worauf sie in einen süßen Schlaf fällt. Als sie wieder erwacht, ist sie völlig gesundet.

Dschemschid erfährt von dieser Begebenheit. Hocherfreut preist er den Wein und erklärt ihn zum Getränk für alle. Aufgrund seiner gesundheitlichen Wirkungen soll er fortan »Königsarznei« heißen.

Sucht man nach den Ursprüngen der Weinkultur, so führt die Spur nach Asien, wo man kürzlich in der Gegend von Damaskus eine etwa 8000 Jahre alte Weinpresse entdeckt hat. Obwohl bereits Tut-ench-amun als Grabbeigabe 36 Amphoren Wein erhielt, werden die »Weinspuren« erst im antiken Griechenland deutlicher, wo wir auch auf viele Darstellungen treffen, die den Weinbau und die Weinherstellung zeigen. Den Griechen verdankt Westeuropa das Wissen vom Weinbau.

Auch die alten Römer übernahmen das Wissen um den Weinanbau von den Griechen und sorgten für eine weitere Verbreitung des Weins, wobei sie sich besonders um die Kellertechniken verdient gemacht haben.

Karl dem Großen (748-814) ist es zu verdanken, daß der Weinbau in der nachrömischen Zeit intensiviert wurde, und im 16. Jahrhundert erreichte die Verbreitung von Rebstöcken in Europa schließlich ihren Höhepunkt. Doch erst nach dem Dreißigjährigen Krieg bildeten sich die heutigen Weinbaugebiete heraus, wobei vor allem Südeuropa die preiswertesten Weine lieferte. Erst viel später, nämlich zu Beginn des 19. Jahrhunderts, als man damit begann, sich wissenschaftlich mit dem Weinbau zu beschäftigen, wurde die Auswahl an Rebsorten vergrößert und die Weinqualität dadurch erheblich verbessert, wovon wir noch heute profitieren.

Inhaltsstoffe

1 Liter Wein enthält ca. 100 Gramm Alkohol und vier bis acht Gramm Fruchtsäuren. Darüber hinaus enthält Wein auch alle wichtigen Mineralstoffe und Spurenelemente und einige Vitamine. Inzwischen hat man insgesamt mehr als 400 Stoffe entdeckt, die der Wein enthält, und obwohl die gesundheitlichen Wirkungen des Weins außer Frage stehen, ist immer noch weitgehend

unklar, in welcher Art und Weise die einzelnen Substanzen eigentlich genau auf den Menschen wirken.

- *Rotwein (100 Gramm) enthält unter anderem beispielsweise:*
  Eisen: 900 Mikrogramm
  Jod: 70 Mikrogramm
  Kalium: 120 Milligramm
  Mangan: 300 Mikrogramm
  Phosphor: 15 Milligramm

- *Weißwein (100 Gramm) enthält*
  Eisen: 580 Mikrogramm
  Jod: 35 Mikrogramm
  Kalium: 110 Milligramm
  Mangan: 140 Mikrogramm
  Phosphor: 12 Milligramm

Wirkungen

Der Wein ist unter den Getränken das nützlichste, unter den Arzneien die schmackhafteste, unter den Nahrungsmitteln das angenehmste.
Plutarch

Schon Hippokrates (um 460 v. Chr - 377 v. Chr), der berühmte Heiler der Antike, läßt sich in seinen Schriften über die gesundheitlichen Wirkungen des Weines aus. Er empfiehlt mit Wasser verdünnten Wein zur Behandlung von Wunden und zur Senkung des Fiebers. Auch den Geschwächten, Genesenden und jenen, die an Verdauungsproblemen leiden, rät er zum Wein. Hippokrates bezeichnet den Wein im Gegensatz zum Wasser als wärmend und empfiehlt ihn auch bei Kopfschmerzen und anderen Erkrankungen.

Im Mittelalter gilt Wein bei den Ärzten als *das* Allheilmittel schlechthin, heißt es doch, daß Wein »die Eingeweide stärkt, die

Gesundheit bewahrt, die Verdauung stärkt, den Leib gesund erhält, Sorgen vertreibt, die Wangen rötet und sogar das Ergrauen der Haare verhindert.« Selbst die christliche Kirche freundet sich mit dem Getränk an.Wein gilt vor allem für den älteren Menschen als verjüngendes Heilmittel, und der jüdische Philosoph und Arzt Maimonides (1135-1204) schreibt: *»Der Wein ist für den Menschen um so nützlicher, je älter er wird. Die Greise benötigen ihn von allen am meisten.«*

Die heutige Forschung bestätigt, was zahlreiche Generationen vor uns ohnehin aus Erfahrung wußten. Wein ist gesund. Er enthält fast alle Mineralstoffe und Spurenelemente, die wir täglich benötigen, vor allem Kalium und Magnesium, aber auch Chlor, Jod, Silizium usw.. Ferner finden wir im Wein auch die Vitamine der B-Gruppe, Vitamin A, C, D und H.

In einem kürzlich in Frankfurt/Main abgehaltenen Symposium »Wein – Genuß und Gesundheit«, kamen Ernährungswissenschaftler, Toxikologen, Sportmediziner und andere Experten zu dem Schluß, daß regelmäßiger, maßvoller Weingenuß gesünder ist als Abstinenz.

Unter anderem wurde dabei über die Wirkungen des Weines auf den menschlichen Organismus gesprochen. Vor allem waren es die vorbeugenden Wirkungen in Bezug auf Krebserkrankungen, Darmträgheit, Diabetes, Appetitlosigkeit, Osteoporose und Nierensteine, die im Mittelpunkt des Interesses standen.

Laut Expertenmeinung ist Wein aber auch ein hervorragendes Mittel gegen Depressionen und sexuelle Unlust. Und für ältere Menschen ist Wein besonders zu empfehlen, beugt er doch nicht zuletzt auch häufigen Alterserscheinungen vor.

In letzter Zeit waren es jedoch besonders die Wirkungen auf das Herz, die das allgemeine Interesse erweckten. In einer medizinischen Langzeitstudie, in der 13000 Einwohner Kopenhagens untersucht wurden, stellte sich heraus, daß die Konsumenten von täglich 0,3 bis 0,5 Litern Wein um fast 60 % seltener an Herztod starben als ihre abstinenten Miteinwohner. Übrigens schnitten auch Biertrinker innerhalb dieser Studie besser ab, dagegen weisen Konsumenten hochprozentiger Alkoholika ein weitaus höheres Risiko auf, an Herzleiden zu erkranken.

Seit jeher wissen wir allerdings schon, daß die Trinkkultur in den Mittelmeerländern den Bewohnern offensichtlich nicht schadet. Ganz im Gegenteil: In den Regionen der Welt, in denen relativ viel Wein getrunken wird, leben die Menschen länger.

Auch moderne Ernährungswissenschaftler raten daher zur mediterranen Trinkkultur, was bedeutet, mäßig aber regelmäßig Wein zu trinken und Exzesse zu vermeiden. Immer mehr seriöse Wissenschaftler sind inzwischen von den positiven psycho-physischen Wirkungen des Weingenusses überzeugt

In den USA, wo man besonders dazu neigt, Alkoholverbote auszusprechen, wurde 1988 ein Warnaufdruck für alle alkoholischen Getränke eingeführt. Da Forschungsergebnisse neutraler Institutionen zunehmend bestätigen, daß Alkohol in kleinen Dosen kein gesundheitliches Problem darstellt, wird zur Zeit erwogen, die Warnungen vor allem bei Bier und Wein einzuschränken beziehungsweise abzuschaffen. Ferner wird der gesundheitliche Nutzen von Alkohol in den neuen Ernährungsrichtlinien der US-Regierung erwähnt.

Nach einer britischen Studie (*British Regional Heart Study nach Shaper*) wurden 7700 Männer im Alter zwischen 40 und 59 Jahren über einen Zeitraum von acht Jahren beobachtet. Auch hier ergab die Studie, daß sowohl die Herz-Kreislauf-Todesfälle als auch die Todesfälle insgesamt bei niedrigem Alkoholkonsum niedriger waren als bei den abstinenten Männern.

Und auch hierzulande verändert sich allmählich die strenge Perspektive, nach der auch der Niedrigkonsum von Wein und Bier einer Suchtgefahr ausgesetzt ist. So vertritt der wissenschaftliche Leiter bei der Deutschen Gesellschaft für Ernährung, Helmut Oberritter auch folgerichtig die Ansicht, daß ein »Viertel Wein« oder eine »Halbe Bier« durchaus zulässig sind, obwohl man diese Menge nicht unbedingt täglich konsumieren sollte.

Als Heilmittel eignet sich Rotwein besonders,
- um die Speichelsekretion anzuregen
- um die Verdauung zu unterstützen
- um die Vitamin B12-Aufnahme und -Verwertung zu unterstützen
- um das Arterioskleroserisikio herabzusetzen

- um Durchfall zu bekämpfen
- um Darmerkrankungen vorzubeugen
- um den Abtransport von Giftstoffen zu beschleunigen
- um den Kreislauf zu stabilisieren
- um eine Unterfunktion der Schilddrüse zu harmonisieren
- um die Harnausscheidung zu fördern
- um den Appetit anzuregen
- um hohen Blutdruck und Herzinfarkt vorzubeugen
- um nach schweren Erkrankungen zu Kräften zu kommen.

Natürlich hat der Wein auch zahlreiche *seelische* und *geistige* Wirkungen. So hilft Wein bei depressiver Niedergeschlagenheit, Melancholie, mangelnder Lebensfreude und immer dann, wenn der Ernst des Lebens sich allzu deutlich in unser Bewußtsein drängt.

Seit jeher ist Wein auch das Getränk der Philosophen, und wir können selbst beobachten, wie der Wein dazu beiträgt, die Gedanken zu beflügeln und neue Ideen zu entwickeln. In der Tat erhöht der Wein die Gehirnaktivität und steigert unser Wohlbefinden. Wenn wir unter seelischer Anspannung stehen, genügt oft eine sehr kleine Menge Wein, um unsere Stimmung zu verbessern.

Bei Justus Freiherr von Liebig (1803-1873), dem deutschen Chemiker, lesen wir: »*Als Mittel der Erquickung, wenn die Kräfte des Lebens erschöpft sind, ... wo traurige Tage zu bezwingen sind, wo Mißverhältnisse der Ernährung und Störungen im Organismus eingetreten sind, und als Schutz gegen vorübergehende Störungen durch die unorganische Natur wird der Wein von keinem Erzeugnis der Natur oder Kunst übertroffen ...*«

Ayurveda, die sanfte Heilweise aus dem alten Indien, ist ebenfalls dem Weine zugeneigt, denn hier heißt es beispielsweise, daß junger Wein verdauungsfördernd, anregend und appetitfördernd wirkt, lustig macht, angenehm ist und uns von Ängsten, Sorgen und Erschöpfung befreit. Auch soll er mutig machen, Männlichkeit und geistige Kraft verleihen und die Lebenskräfte erhöhen.

Vor schlechtem Wein wird im Ayurveda indes gewarnt, da er die Leber- und alle anderen Körperfunktionen beeinträchtigt.

Die richtige Dosis

Die unschädliche Dosis liegt für Männer mit Normalgewicht bei 0,3 bis 0,4 Liter Wein, die schädliche beginnt je nach Konstitution ab etwa 0,6 Liter. Bei Frauen liegt die unschädliche Dosis hingegen bei 0,2 bis 0,3 Liter, die schädliche beginnt ab 0,4 Liter Wein.

Bei häufigem Weingenuß empfehlen wir Ihnen allerdings, sich an den unteren Werten zu orientieren. Außerdem ist darauf zu achten, daß der Wein kurmäßig nur über wenige Wochen in täglich gleichbleibenden Rationen getrunken werden sollte und daß der zusätzliche Konsum von anderen Alkoholika währenddessen zu unterlassen ist. Auch als Weinliebhaber sollten Sie immer wieder einmal eine kleine »Weinpause« von einigen Tagen einlegen.

Schließlich müssen wir bedenken, daß 1 Liter Wein etwa 100 Gramm Alkohol enthält. Auch eine gesunde männliche Leber kann nicht mehr als allerhöchstens 100 Gramm Alkohol täglich verarbeiten. Frauen sollten noch vorsichtiger sein, da sie aufgrund einer geringeren Muskelmasse und eines geringeren Blutvolumens Alkohol wesentlich schlechter verarbeiten, so daß die Dosis halbiert werden sollte.

Die *heilsame* Tagesdosis liegt folglich:
- *für Frauen bei 1 Glas Wein*
- *für Männer bei 2 Gläsern (1 Glas entspricht 0,2 Liter).*

Vorsicht!

So gesund der mäßige Weingenuß ist, so schädlich ist, wie bei allen Genußmitteln, jede Form der Übertreibung. Immerhin enthält Wein zwischen 8 und 14 % Alkohol, und deshalb ist eine gewisse Vorsicht beim Umgang mit diesem an und für sich wunderbaren Getränk geboten. Schon bei Tshuang Tse, dem chinesischen Taoisten, der um 350 v. Chr. lebte, lesen wir, daß der Wein zwar ein wunderbares Getränk sei, man jedoch mit dem Trinken aufhören sollte, »bevor man glaubt, daß die anderen einen singen hören wollen«. Dem ist wohl nichts hinzuzufügen.

Leider gibt es in Deutschland inzwischen etwa zwei Millionen Alkoholabhängige, darunter viele junge Menschen und zunehmend Frauen. Zwar sind unter den Alkoholikern weniger Weintrinker als vielmehr Konsumenten »harter« Alkoholika, aber natürlich kann man sich seinen täglichen Rausch auch mit Wein holen.

So sehr wir Ihnen den vernünftigen Einsatz von Wein ans Herz legen möchten, so wenig wollen wir Ihnen empfehlen, sich Ihre Leber, Ihr Gehirn, Ihre Blutgefäße, Ihre Magenschleimhaut und (falls Sie ein männlicher Leser sind) Ihre Potenz zu zerstören. Wer regelmäßig Alkohol im Übermaß konsumiert, riskiert außer den genannten körperlichen auch seelische und geistige Probleme, wie Gedächtnisschwäche, depressive Verstimmungen oder starke Stimmungsschwankungen.

Die einzige Vorsichtsmaßnahme beim Weingenuß besteht daher darin, sich an die empfohlene Dosierung zu halten. Was Schwangere und stillende Frauen betrifft, so lautet die vernünftigste Empfehlung hier, während dieser Zeit auf Alkohol ganz zu verzichten.

Tips für die Praxis

Rotwein ist für die Gesundheit insgesamt sehr viel günstiger als Weißwein. Rotwein enthält wesentlich weniger Säure, gleichzeitig einen höheren Tannin- und Gerbstoffgehalt und auch mehr Mineralstoffe. Deshalb ist Rotwein besser verträglich und kommt auch für Menschen mit einer schwächeren Konstitution, vor allem aber für Senioren in Frage. Außerdem ist Rotwein beruhigender, während weiße Weinsorten oft relativ stark aktivierend wirken.

Die besten Weine (aus gesundheitlicher Sicht, denn über Geschmack läßt sich ja nicht streiten) wachsen in Frankreich, und leider sind sie auch entsprechend teuer. Empfehlenswert sind beispielsweise die hochqualitativen *Bordeauxweine*, die allerdings relativ viel Alkohol aufweisen oder die Weine aus *Burgund (Bourgogne-Weine)*.

Wer die schweren französischen Rotweine nicht liebt, kann zum Beispiel auch auf den verträglicheren *blauen Limberger*, der vor allem in Württemberg und Österreich angebaut wird, zurückgreifen. Und natürlich sind auch italienische Weine wie der *Chianti classico*, der *Bardolino, Valpolicella* oder ein guter *Barbera* sehr empfehlenswert.

Das Wichtigste ist, wie so oft, daß Sie lieber guten Rotwein kaufen, ihn schön servieren, kleine Mengen trinken und ihn wirklich genießen, als billigen Wein in großen Mengen hinunterzustürzen. Und natürlich sollte Ihnen der Wein Ihrer Wahl auch schmecken.

Wein sollte nach Möglichkeit immer zum Essen getrunken werden, da der Alkohol während der Mahlzeiten besser abgebaut wird und auch die Verdauung unterstützt.

Im Krankheitsfall, besonders bei Erkältungskrankheiten, ist es oft sinnvoll, den Wein vor dem Genuß zu erwärmen und nach Belieben mit etwas Honig oder Zucker, etwas Zimt und Nelken zu würzen, wobei Sie in diesem Fall natürlich darauf verzichten sollten, einen allzu edlen Wein zu verwenden.

Wer Wein schlecht verträgt, seine Heilkräfte aber dennoch nützen will, sollte ihn mit etwas Mineralwasser verdünnen. Schon im 12. Jahrhundert lesen wir bei der Heiligen Hildegard von Bingen (1098-1179) lesen wir : »*Wenn aber ein Mensch zornig oder traurig wird, soll er den Wein schnell am Feuer wärmen und ihn mit kaltem Wasser vermischen, und gleich wird er erleichtert sein.*«

Als reinster Mineraldrink nach dem Sport oder nach starkem Schwitzen eignet sich vor allem im Sommer eine Rotweinschorle, wobei Sie nicht mehr als höchstens 0,5 Liter davon trinken sollten. Der Mineralwasseranteil sollte gut die Hälfte, besser zwei Drittel der Gesamtmenge ausmachen.

Der zärtliche Duft des Kaffees

Kurzinfo

Als *Kaffee* bezeichnet man die Samen beziehungsweise Bohnen des Kaffestrauches (vorwiegend *Coffea arabica*, aber auch andere Arten der Gattung *Coffea*), vor allem aber natürlich das Getränk, das aus den gerösteten und gemahlenen Bohnen hergestellt wird. Während bis zum Ende des 19. Jahrhunderts ausschließlich der aus Äthiopien stammende *Coffea arabica* angebaut wurde, sind später auch andere Arten aus West- und Zentralafrika in die Kultur aufgenommen worden.

Der Kaffeestrauch ist ein Rötegewächs und gedeiht besonders zwischen den Wendekreisen in Höhen von ca. 500 bis 1700 Metern. Er wird in Form von Buschbäumen in Plantagen gezüchtet. Der Strauch hat kahle, gegenständige Blätter und weiße, duftende Blüten mit je zwei Samen, den Kaffeebohnen.

Mittel- und Südamerika liefern an die 90% der Welternte. Weitere wichtige Kaffeelieferanten sind Afrika und Indonesien.

Die Heimat des Kaffees ist das Hochland des geheimnisvollen Abessiniens, des heutigen Äthiopien. Von dort stammt auch die über 1000 Jahre alte Legende von der Entdeckung des Kaffees.

Sadi, der Ziegenhirte, hütete seine Herde weit weg von seinem Dorf. Er hatte sie gerade auf eine abgelegene Weide getrieben, auf der ein unbekannter Strauch mit großen roten Beeren stand. Sadi legte sich unter dem Strauch zum Schlafen nieder. Im Traum erschien ihm ein Geist. Der stellte ihm einige Fragen, die Sadi freundlich beantwortete. Darauf sprach der Geist: »Bringe deinem Stamm das Geschenk der Götter!« und zeigte ihm eine rote, leuchtende Kugel. Als Sadi danach griff, wachte er auf. Er war etwas verwirrt durch den Traum. Was hatte der Geist wohl gemeint. Sadi grübelte noch eine Weile und allmählich wurde es Zeit, die Herde wieder heimzutreiben – obwohl er immer noch müde war. Seine Ziegen standen mittlerweile um den Strauch herum und knabberten die roten Beeren ab. Auch Sadi verspürte ein wenig Hunger und kostete von den Beeren. Langsam machte sich Sadi auf den Heimweg. Plötzlich spürte er ein Gefühl, das er bis dahin nicht gekannt hatte. Er war mit einem Mal hellwach und alle Farben erschienen ihm intensiver und schöner. Und auch seine Gedanken wurden klarer. Er erkannte, daß die Beeren das Geschenk des Geistes waren. Er pflückte so viele Beeren wie er tragen konnte, bedankte sich noch einmal bei dem Geist und brachte die Beeren dem Dorfältesten. Seitdem kennen die Abessinier den Kaffee.

In Abessinien wurde der Kaffee – also die Kirsche mit ihrem Kern – als belebendes Mittel einfach gekaut, oder es wurde eine Suppe daraus gemacht. Im 13. Jahrhundert brachten dann arabische Händler den Kaffee nach Arabien, das zum klassischen Land des Kaffees wurde. Auch wenn das »Geburtshaus« des Kaffees in Abessinien liegt, ist doch Arabien seine »Wahlheimat«. Wahrscheinlich waren es nämlich die Araber, die den schwarzen Kaffeetrank aus den gerösteten Bohnen erfanden.

Unser Wort »Kaffee« leitet sich übrigens von dem arabischen. *qahwa* her, das interessanterweise sowohl Kaffee als auch Wein bedeuten kann; also etwa »die Sinne belebendes Getränk«. Als der Kaffee in die Türkei kam, hieß er dort *kahve*, von dort gelangte er als *caffè* nach Venedig, von dort aus nach Frankreich und Spanien, als *café*.
    Unabhängig davon entlehnten die Holländer das arabische Wort; bei ihnen heißt der qahwa *koffie*, und genauso klingt das englische *coffee*. In Deutschland wurde die englische Schriftform mit deutscher Lautung übernommen; Johann Sebastian Bachs berühmte Coffee-Cantate zeugt davon. Als Französisch zur Modesprache wurde, wurde die Schreibweise dem Klang des französischen *café* angeglichen – seitdem heißt der Coffee bei uns Kaffee. Aber zurück zur Geschichte des Kaffees.
    Das köstliche Getränk verbreitete sich rasant in den Zelten der Beduinen, und schon bald rankten sich viele neue Legenden um die Entdeckung des Kaffees, wobei nun natürlich arabische Scheichs oder gar der Prophet Mohammed selbst die Helden der Geschichten waren. Der Prophet erhielt von Allah das Geschenk

des Kaffees, der ihn so gestärkt haben soll, daß er 40 Männer aus dem Sattel heben und ebensoviele Frauen beglücken konnte. Heute wird allerdings nur noch selten so starker Kaffee serviert.

Bereits im 15. Jahrhundert wurden die ersten Kaffeehäuser in Mekka eröffnet. Und es dauerte nicht lange, bis es den ersten Ärger mit den Autoritäten gab, denen wohl der wache Geist, den der Kaffee in den Gläubigen entzündete, verdächtig war.

1511 ließ der Statthalter des Sultans, Khair Beg, ein Gutachten von seinen Rechtsgelehrten erstellen. Die Gelehrten befanden, daß der *quahwa* ebenso wie der Wein, den ja der Prophet verboten hatte, eine berauschende Wirkung habe und somit Allah ein Greuel sei. Also wurde der Kaffeegenuß bei Todesstrafe verboten. Doch Khair Beg war etwas voreilig gewesen: der Sultan war nämlich selbst ein Kaffeegenießer, er ließ ein Gegengutachten erstellen, das Kaffeeverbot aufheben und seinen Statthalter hinrichten. Fortan galt der Kaffee als der Wein der Moslems.

Fünf Jahre später setzte der Kaffee seinen Siegeszug nach Europa fort. Allerdings noch nicht ganz, denn zunächst kam der Kaffee als Kriegsbeute des Sultan Selim, der 1517 Ägypten eroberte, nach Konstantinopel, das frühere Byzanz und heutige Istanbul. Dort eröffnete um 1550 das erste Kaffeehaus, das *mektibi irfan*, die »Schule der Gebildeten«.

1582 drangen die ersten Nachrichten über den Kaffee nach Mitteleuropa. Der Augsburger Arzt Leonhard Rauwolf berichtete nämlich über ein seltsames Gebräu der Muselmänner, das »*so schwartz als dinten*« sei und den Türken als Magenelixier und Mittel gegen viele Krankheiten diene. Es sollte jedoch noch ein Weilchen dauern, bis in Mitteleuropa mit Kaffee gehandelt wurde.

Vorerst hatte der Kaffee aber wieder einmal eine religiöse Prüfung zu bestehen. Clemens VIII., der von 1592 bis 1605 Papst war, wurde nämlich die Nachricht von dem teuflischen Trank der Heiden hinterbracht. Doch der Papst zeigte sich erstaunlich offen und überzeugte sich – sehr zum Entsetzen der Kardinäle – durch eigenen Augen-, Nasen- und Zungenschein. »*Solch ein köstliches Getränk können wir unmöglich dem Teufel und den Heiden überlassen!*«, soll er ausgerufen und den Kaffee getauft haben. Wieder einmal hatte der Genuß einen Sieg über den religiösen Fanatismus errungen.

Nun konnte nichts mehr den Kaffee aufhalten. Der Kaffeegenuß verbreitete sich in allen Schichten des Volkes. 1645 wurde das erste europäische Kaffeehaus in Venedig eröffnet und nur fünf Jahre später machte das erste Kaffeehaus, das »Angel Coffee House«, in Oxford auf. Überall in Europa kamen die Kaffeehäuser in Mode. 1671 konnte man in Hamburg, in Deutschlands erstem Kaffeehaus seinen Coffee genießen, und auch in Frankreich fanden sich immer mehr Genießer in Kaffeehäusern zusammen.

Der Kaffee eroberte Europa. Ab und zu versuchte die Obrigkeit, ihn zu verbieten, doch diese Verbote konnten die Genießer nicht von ihrem geliebten Kaffee abbringen, und auch die heute wieder in Mode gekommene Verteufelung hat durchaus nicht dazu beigetragen, den Kaffeekonsum in der Bevölkerung zu reduzieren, wohl aber, viele unnötige Schuldgefühle zu erzeugen.

Inhaltsstoffe

Kaffee ist – wie alle natürlichen Substanzen – eine unglaublich komplexe Mischung vieler Wirkstoffe. Im Falle des Kaffees sind es über 700 verschiedene Einzelsubstanzen, die jede Sorte für den erfahrenen Kaffeegenießer einzigartig und unverwechselbar macht.

Für den Kritiker ist jedoch ein ganz bestimmter Stoff im Kaffee der Fixpunkt, an dem er ansetzen und die Welt des Kaffeegenießers aus den Angeln heben will: das Koffein.

Kaffee wird heute ja mitunter geradezu mit Koffein gleichgesetzt, was in Anbetracht der vielen weiteren Inhaltsstoffe unsinnig ist. Die Kaffeebohne enthält im Schnitt nur 0,8 bis 2,5% Koffein. Koffein ist ein Alkaloid, das auch im Teestrauch enthalten ist und vielen Medikamenten, wie beispielsweise Schmerztabletten, zugefügt wird.

Doch Kaffee enthält neben Koffein und Gerbsäure auch zahlreiche Vitamine und Mineralstoffe:

- *Kaffee-Instant-Pulver (100 Gramm) enthält*
  Eisen: 4400 Mikrogramm
  Fluor: 200 Mikrogramm
  Jod: 20 Mikrogramm
  Kalium: 4000 Milligramm
  Magnesium: 390 Milligramm
  Nickel: 96 Mikrogramm
  Phosphor 360 Milligramm
  Zink: 500 Mikrogramm

- *Kaffee geröstet (100 Gramm) enthält*
  Eisen: 16000 Mikrogramm
  Jod: 8 Mikrogramm
  Kalium: 1730 Milligramm
  Magnesium: 201 Milligramm
  Nickel: 77 Mikrogramm
  Phosphor 192 Milligramm
  Vitamin B5: 13,800 Milligramm

Wirkungen

Schon in den ersten Nachrichten vom Kaffee, die Europa erreichten – wir erinnern uns: der Augsburger Arzt Leonhard Rauwolf berichtete 1582 über den Türken-Trank – war die Rede von der positiven Wirkung des Kaffees auf die Gesundheit, ja sogar Heilkräfte gegen mancherlei Leiden wurden ihm zugeschrieben.

In Arabien war der Kaffee von Anfang an als wirksames Aphrodisiakum bekannt. Scheich Hetzawi, ein arabischer Schriftgelehrter des 16. Jahrhunderts, rät: *Wenn du zum Weibe gehst, halte dich von Sorgen frei und sei fröhlich. Auch solltest du nicht zu reichlich gegessen, wohl aber einen stärkenden Kaffee getrunken haben.*

Bei uns konnte man den Kaffee nicht nur im Kaffeegeschäft erwerben. In den Apotheken des 18. Jahrhunderts erhielt man ein recht häufig verordnetes und gern genommenes Medikament, und zwar den dehydrierten und zerriebenen Kern der Frucht eines unserem Waldmeister entfernt verwandten Gewächses, *coffea arabica* – Kaffee! Verordnet wurde diese kräftigende Medizin von Ärzten, die damals wohl von der positiven Kraft des Kaffees überzeugt waren. Überraschend ist dabei, gegen wie viele Leiden das Mittel eingesetzt wurde: gegen schlechte Zähne und Zahnfleischbluten, Erschöpfung und Ermüdung, Unterkühlung und Erfrierungen, Kreislauf- und Herzschwäche, Trauer und Melancholie, Rheuma und Gicht, Erkältung und Bronchitis, ja sogar gegen die Schwindsucht sollte Kaffee helfen. Was vielleicht aus heutiger Sicht noch erstaunlicher erscheint, ist, daß Kaffee mit am häufigsten als probates Magen- und Herzmittel verordnet wurde. Heute gilt die Behauptung, daß Kaffee Magen und Herz schade fast schon als Tatsache.

Wenn jemand der Bauch ein wenig zwickt und er dies seinem Arzt klagt, wird der ihm höchstwahrscheinlich nahelegen, fürderhin auf den Kaffeegenuß zu verzichten, oder sich doch zumindest auf »magenfreundlichen« Kaffee zu verlegen.

Stellt der Arzt zu hohen Blutdruck fest, folgt meist der Rat, das Kaffeetrinken – wegen des »schädlichen Koffeins« – aufzugeben, weil heute die Sorge überwiegt, Kaffee könne der Gesundheit schaden.

Die Begründungen dafür laufen meist darauf hinaus, daß im Kaffee bestimmte schädliche Stoffe, vor allem das berüchtigte Koffein, enthalten sind. Doch wie sieht es eigentlich tatsächlich mit der Wirkung des Koffeins aus, ist es schädlich, nur bei bestimmten Krankheiten zu meiden, oder ist es gar gesund?

Viel Widersprüchliches ist dazu gesagt worden; unter anderem auch, daß Koffein ein Gift sei, das bereits in einer Menge von 10 Gramm tödlich sei. Wenn man nun jedoch weiß, daß diese Menge in 100 Tassen Kaffee enthalten ist, dürfte wohl klar sein, daß man eher platzen würde, als Gefahr zu laufen, durch eine Koffeinvergiftung zu sterben.

Koffein stärkt die Herztätigkeit und ist heute ein anerkanntes Mittel gegen Herzschwäche. Interessant dabei ist, daß Koffein, bevor es den Herzschlag beschleunigt, ihn zunächst verlangsamt – deshalb gibt es auch ernstzunehmende Stimmen, die meinen, daß Kaffee (also nicht nur das Koffein allein) in jedem Fall gut für das Herz sei und seine Funktion stabilisiere.

Um nun vom Koffein wieder zum Kaffee zurückzukommen: nicht nur das Koffein, sondern auch andere Bestandteile des Kaffees waren Gegenstand kritischer Betrachtungen; insbesondere die Röststoffe und Gerbsäuren, die in ihm enthalten sind. Diese Stoffe erhöhen die Magensaftproduktion und reizen die Magenschleimhaut. Deshalb raten auch viele Ärzte bei bestehenden Magenleiden vom Kaffee ab.

Doch wie schädlich sind diese Stoffe wirklich? Sicherlich wird ein Manager mit Magengeschwür, der seine Magenwände mit täglich 20 Tassen starkem, schwarzen Kaffee spült, so nicht gerade zu einer Verbesserung seines Leidens beitragen. Doch dies zu verallgemeinern und dem Kaffee*genießer* seinen Genuß verbieten zu wollen, ist gewiß auch nicht der Weisheit letzter Schluß. Denn erstens wirken die verschiedenen Kaffeesorten ganz unterschiedlich (besonders saure Kaffeesorten reizen den Magen stärker), zweitens kann man die »reizende« Wirkung durch ein zum Kaffee getrunkenes Glas Mineralwasser (ohne Kohlensäure!) neutralisieren, drittens gehört zum Genuß ja nicht zuletzt das rechte Maß und viertens ist die verstärkte Magensaftsekretion in vielen Fällen (insbesondere Verdauungsschwäche) sogar äußerst erwünscht.

Die folgende Anekdote verdeutlicht vielleicht auch die Relativität medizinischer Vorschriften: Julius Meinl, der bekannte Wiener Kaffeehändler, litt an starken Verdauungsstörungen. Sein Hausarzt sprach ein striktes Kaffeeverbot aus und, als ob das nicht schon schlimm genug wäre, setzte ihn auf eine Milchbreidiät. Eine Besserung stellte sich aber erst ein, als Meinl an einen Vertreter der Konstitutionstherapie geriet, der ihm empfahl, mäßig, aber regelmäßig Kaffee zu *genießen*.

Mäßiger Kaffeegenuß
- fördert die Herzfunktionen
- aktiviert das zentrale Nervensystem
- fördert die Durchblutung des Großhirns
- stimuliert die Atmung

- aktiviert den Blutkreislauf
- hilft bei Potenzstörungen
- fördert die Verdauung
- hilft gegen Verstopfung
- unterstützt die Zellreparatur

Die positiven Wirkungen des Koffeins auf *Geist* und *Seele* kennt jeder, der Kaffee trinkt und sie tauchen ja auch schon in der alten abessinischen Sage auf: die Müdigkeit schwindet, die Lebensfreude steigt, die Gedanken werden klarer, die Konzentration besser und die Wahrnehmungen intensiver. Koffein mobilisiert die Glukose in den Speichern von Leber und Muskulatur und aktiviert die Glukose-Zufuhr zum Gehirn. Kaffee macht also munter und wach, weshalb er traditionell besonders gern in der Zeit des Nachmittagtiefs genossen wird, oder wenn es darum geht, für geistige Tätigkeiten wach zu bleiben.

Bei Rudolf Steiner (1861-1925), dem Begründer der Anthroposophie lesen wir: „*...Kaffee ist etwas, was eine bedeutsame Wirkung hat. Die Wirkung des Kaffees äußert sich dadurch, daß sie sich auf den astralischen Leib erstreckt. Durch das Koffein wird bewirkt, daß durch die Nachwirkungen des Kaffees unser Nervensystem gewisse Tätigkeiten wie von selbst ausführt, zu denen wir uns sonst durch innere Kraft aufschwingen mußten...*«* – Auch nicht schlecht!

Kaffee unterstützt das Haftenbleiben an einem Gedanken, das Erfassen logischer Zusammenhänge, und so heißt es an anderer Stelle: »*...und man kann sagen, wenn es auch gesundheitliche Bedenken geben mag, viel Kaffee zu trinken, daß es gerade für Menschen, welche in höhere Regionen des geistigen Lebens hinaufsteigen wollen, gar nicht so uneben ist, daß es ganz gut sein kann, die logische Folgerichtigkeit aus der Anregung durch den Kaffee zuweilen zu ziehen...*«**

---

* aus: Steiner, Themen aus dem Gesamtwerk 7 – Ernährung und Bewußtsein, Seite 22
** Ebenda, Seite 61

Kaffee erhöht also die geistige Klarheit, die Konzentration, die Kreativität und vertreibt Erschöpfung und Müdigkeit. Auch bei leichten depressiven Verstimmungen kann Kaffee oft Wunder wirken. Der Kaffeegenuß aktiviert nämlich nicht nur Körper und Geist, er gilt auch als Balsam für die Seele.

Wenn dem Kaffeeliebhaber das köstliche Aroma eines frisch gebrühten Kaffees in die Nase steigt, steigt mit einem Mal seine Zufriedenheit mit dem Leben insgesamt und dem bevorstehenden genußvollen Augenblick insbesondere.

Düfte sind ja sozusagen die Farben der Seele und mit jedem Duft sind ganz spezielle Gefühle und Stimmungen assoziiert. Vor manchen Düften haben wir Abscheu, andere – wie der Duft des Kaffees – ziehen uns magisch an. Das liegt unter anderem daran, daß unser Gedächtnis bei einem uns so vertrauten und angenehmen Duft, wie dem des Kaffees, aus den Tiefen unseres Unterbewußtseins viele »Kaffee-Erinnerungen« hervorholt, Situationen, in denen wir schon einmal Kaffee gerochen haben. Und wie sehen diese wohl aus? Fast immer positiv. Denn wann trinken wir einen Kaffee? In Ruhepausen, im Café, zum Kaffeeklatsch... Oder es tauchen Erinnerungen an unsere Kindheit auf, wie Mutter und Vater am Frühstückstisch ihren Kaffee, das »Erwachsenengetränk« tranken. Alle diese Gefühle fügen sich dann zu der angenehmen Stimmung zusammen, die uns beim Duft des Kaffees erfaßt.

Die richtige Dosis

Auch beim Kaffee entscheidet die Dosis wieder einmal darüber, ob die heilkräftigen oder eher die schädlichen Wirkungen zum Zuge kommen. So günstig eine kleine Menge Koffein ist, so schädlich ist es, zu viel davon zu sich zu nehmen. Sie werden sicher selbst schon bemerkt haben, daß eine »Überdosis« Kaffee Herzklopfen, Schwindel und Übelkeit erzeugen kann.

Leider gibt es immer wieder Menschen, die glauben, Genuß sei eine Sache der Quantität. So gab es auch schon im 18. Jahrhundert richtiggehende »Kaffeebrüder«, Trunkenbolde, die sich bis zu 50 Tassen Kaffee täglich (!) einverleibten. Der Dichter

Andronicos schrieb dazu im Jahre 1738 folgendes ironisches Verslein:

Kommt ihr Kinderchens,
trincken wir uns zu Tode
in Coffee und in Thee,
so ist es doch jetzt Mode.

Daß es allerdings gar nicht so leicht ist, sich mit Kaffee (oder Tee) zu Tode zu trinken, wurde etwa 50 Jahre später in einem nahezu wissenschaftlichen, wenn auch etwas makabren Experiment deutlich. In Schweden wurden zwei Brüder – Zwillinge – aufgrund eines Verbrechens zum Tode verurteilt. Doch König Gustav III., der wissen wollte, was es denn nun mit den verteufelten neuen Getränken, die so gefährlich sein sollten, wirklich auf sich habe, befahl eine besondere Art der Todesstrafe: unter der Aufsicht von Mitgliedern der königlichen Akademie sollte dem einen Verurteilten Tee und dem anderen Kaffee verabreicht werden; täglich über ein Dutzend Tassen. Doch die Kaffeegegner warteten und warteten. Die Professoren der Akademie starben einer nach dem anderen, der König wurde ermordet – aber die Todeskandidaten tranken weiter munter ihr »Gift« und schienen es zu genießen. Als sie dann doch, in hohem Alter, starben, konnte selbst der größte Fanatiker ihren Tod kaum mehr auf den hohen Kaffee- und Teegenuß zurückführen.

Obwohl Koffein also besser ist als sein Ruf, sollten Sie die Sache natürlich nicht übertreiben. Grundsätzlich gilt:
Eine Dosis von 300 Milligramm Koffein ist unschädlich, die heilsame Dosis liegt bei 150 bis 200 Milligramm Koffein.

Ab 500 mg Koffein kann es zu Erregungszuständen, Unruhe und Pulsbeschleunigung kommen, ab 1000 mg zu Kopfschmerzen, Übelkeit und Erbrechen. Eine Tasse Instant-Kaffee enthält etwa 60 mg Koffein, eine Tasse Espresso etwa 350 mg Koffein, eine Tasse grob gemahlener Filterkaffee etwa 120 mg und eine Tasse fein gemahlener Kaffee 180 mg. Je nachdem, ob Sie Kaffee gut vertragen oder eher empfindlich reagieren, können Sie daher bedenkenlos zwischen einer und vier Tassen grob gemahlenen Filterkaffee trinken.

Um eine körperliche und geistige Aktivierung zu bewirken, genügt jedoch eine bis höchstens zwei Tassen Kaffee am Tag.

Vorsicht!

Manche Menschen vertragen Kaffee überhaupt nicht und trinken ihn dann meistens auch nicht. Besondere Vorsicht ist bei Gallenkranken, Schwangeren und Kindern geboten, die am besten auf Kaffee verzichten sollten. Wer unter Schlafstörungen leidet, sollte es vermeiden, am späten Nachmittag oder abends noch größere Kaffeemengen zu sich zu nehmen.

Wer gerne Colagetränke oder die sogenannten Energydrinks trinkt, muß berücksichtigen, daß sich die täglich aufgenommene Koffeinmenge dadurch wesentlich erhöhen kann.

Tips für die Praxis

Die Zahl der Kaffeeliebhaber steigt weltweit ständig an und damit auch die Zahl der Kaffeespezialitäten. So kennen sie alle inzwischen den Cappuccino, den Café au lait, den Espresso, den Irish Coffee, den Türkischen Mokka, vielleicht haben sie auch schon vom Einspänner, vom Pharisäer, der Melange oder einigen weiteren der unzähligen Kaffeespezialitäten gehört.

Natürlich gibt es aber auch Puristen unter den Kaffeegenießern, die mit dem französischen Staatsmann Charles M. Talleyrand (1754-1838) der Meinung sind: »*Der Kaffee muß heiß wie die Hölle, schwarz wie der Teufel, rein wie ein Engel, süß wie die Liebe sein.*« Unter diesen Menschen finden sich wahrscheinlich die besten Kaffeekenner, die am Geschmack ihres Kaffees die Sorte und das Herkunftsland erkennen können. Zucker, Milch oder gar Alkohol und Gewürze lehnen diese Spezialisten selbstverständlich ab, da sie den Eigengeschmack des Kaffees verändern.

Was die gesundheitlichen Wirkungen betrifft, so ist es relativ gleichgültig, ob Sie Milchkaffee, Cappuccino, Espresso oder den

»gewöhnlichen« Filterkaffee vorziehen. Viele Menschen vertragen Espresso besser als Filterkaffee, andere bevorzugen es, Kaffee immer mit Milch zu trinken, wodurch der Kaffee etwas bekömmlicher wird, doch letztlich ist es vor allem wieder wichtig, hochqualitativen Kaffee einzukaufen.

Außerdem sollten Sie keinen zu fein gemahlenen Kaffee kaufen, da sonst beim Brühvorgang mehr Bitterstoffe in den Kaffee gelangen als beim grob gemahlenen Kaffee. Achten Sie ferner nicht nur auf eine gute Kaffee, sondern auch auf eine gute Wasserqualität.

Zum Abschluß dieses Kapitels möchten wir Ihnen zwei »Geheimtips« mitgeben:

Probieren Sie doch einmal, Ihren Kaffee, wie es die Araber seit jeher tun, mit ein wenig Kardamom zu würzen! Nicht nur, daß der Kaffee ein äußerst interessantes Aroma bekommt – Kardamom ist auch besonders gesund. Probieren Sie auch einmal andere Gewürze: Zimt, Vanille, eine Prise Pfeffer oder Salz können Ihnen vielleicht neue Genüsse erschließen!

Ein witziges Kaffeerezept ist »Nikolascha« – ein hervorragendes Mittel gegen Kater, aber auch ein wahrer Muntermacher: Schneiden Sie sich von einer gut gewaschenen, ungespritzten Zitrone eine Scheibe ab und geben Sie einen Kaffeelöffel Zucker und frisch gemahlenen Kaffee darauf – und nun kräftig durchkauen!

Das wunderbare Tabakskraut

Kurzinfo

Der Tabak (von indianisch tobako) gehört zur Gattung der Nachtschattengewächse mit etwa 100 Arten, vor allem im tropischen und subtropischen Amerika. Von wirtschaftlicher Bedeutung sind insbesondere der Virginia-Tabak (Nicotiana tabacum) und der Bauern-Tabak (Nicotiana rustica).

Bei der Verarbeitung werden die Tabakblätter über mehrere Wochen bis Monate einem Fermentationsprozeß unterworfen. Unerwünschte Substanzen werden dabei abgebaut, andererseits entstehen so Aromastoffe und die braunen Pigmente. Nachdem die Tabakblätter dann von den stärkeren Blattrippen befreit und oft auch mit aromatischen Substanzen besprüht („gesoßt«) sind, werden sie auf die gewünschte Breite zurechtgeschnitten.

Abschließend wird der Tabak in Trockenanlagen geröstet. Je nachdem, ob der Tabak für die Zigaretten- oder Pfeifentabakherstellung benötigt wird, wählt man im ersten Fall schwach gesoßte, also wenig aromatisierte, helle Virginia-, Orient- oder Burley-Tabaksorten, im zweiten Fall stark gesoßte Orient- oder Kentucky-Tabaksorten aus.

Die Verehrung des Rauches hat eine lange Geschichte. Schon in entferntesten vorgeschichtlichen Zeiten stand die Verehrung des »heiligen Feuers« und »heiligen Rauches« im Mittelpunkt priesterlicher Bemühungen. Das Verbrennen wohlriechender Harze und duftender Kräuter hat eine Jahrtausende alte Tradition. Und auch im Grabe Tut-ench-amuns finden wir in Form feiner, dunkelbrauner Kügelchen eine harzige Substanz, die den Göttern als Rauch dargebracht wurde. Der Gebrauch des Weihrauchs verbreitete sich unaufhaltsam in allen Völkern der Alten Welt. Bei den Griechen und Römern wurde Rauch wohl erstmals auch medizinisch eingesetzt, schon der griechische Arzt Hippokrates empfahl, bei bestimmten Erkrankungen den Rauch einzuatmen.

Wer schließlich auf die Idee kam, den Rauch in konzentrierter Form einzuatmen und zu rauchen, ist ungewiß. Fest steht aber, daß bereits innerhalb der Mayavölker die eigenartige Sitte aufkam, die getrockneten Blätter des dort wachsenden Tabaks in ein pfeifenartiges Gebilde zu geben und den Rauch in Zusammenhang mit religiösen Handlungen gegen die Sonne und in alle vier Himmelsrichtungen zu blasen. Auch später diente der Tabakgenuß bei den Indianern und Schamanen vor allem kultischen Zwecken. Von den nordamerikanischen Indianern wissen wir, daß sie den Tabak in speziellen Pfeifen rauchten, während die südamerikanischen Indios den Tabak kauten oder zu schnupften.

Die ersten Nachrichten über das »wunderbare Tabakskraut« erreichten Europa durch Begleiter von Kolumbus. Der Leibarzt König Philipps II., F. Hernández de Toledo, brachte den Bauerntabak nach Spanien, wo er allerdings vorwiegend als Zierpflanze kultiviert wurde.

1560 schickte der französische Gesandte in Portugal, Jean Nicot (nach dem übrigens auch das »Nikotin« benannt ist), Tabaksamen nach Paris, was zur Folge hatte, daß das Tabakschnupfen am französischen Hof immer beliebter wurde.

Etwa 10 Jahre später tauchten die ersten Tabakraucher - niederländische Seemänner - in Europa auf, und 1586 machte der englische Seefahrer Sir W. Raleigh das Rauchen in England bekannt. Doch erst im Verlauf des Dreißigjährigen Krieges verbreiteten schwedische Soldaten das Rauchen in ganz Europa.

Bezeichnend für die Geschichte des Rauchens ist die Beschleunigung des Rauchvorgangs. Für das Pfeifenrauchen brauchte man seit jeher viel Zeit. Da galt es, den Tabak zurechtzuschneiden, die Pfeife zu säubern, sie mit allerlei Gerätschaft in der rechten Weise zu stopfen und sie schließlich genüßlich zu rauchen. Durch das Aufkommen der Zigarre (1788) wurde diese Prozedur erheblich verkürzt, denn die Zigarre brauchte nur noch beschnitten zu werden. Doch während Zigarrenraucher noch fast eine halbe Stunde benötigten, um ihre Zigarre bis zu Ende zu rauchen, konnte man die Zigarette, die um 1862 auf den Plan trat, innerhalb weniger Minuten aufrauchen.

Noch heute wird der wahre Tabakgenießer zur Pfeife oder Zigarre greifen, wundert er sich doch über die »Unsitte« seiner zigarettenrauchenden Mitmenschen, die sich mit dem schnellen Griff zur handelsverpackten Fabrikzigarette zufrieden geben, denn er weiß nur zu gut: Gut Ding will Weile haben, und Genießen erfordert nun einmal seine Zeit ...

Wirkungen

Die Wirkungen, die das Rauchen auf den menschlichen Organismus hat, werden vor allem durch den Nikotingehalt des Tabaks ausgelöst. Abgesehen von den Wirkungen des Nikotins, ist das

Rauchen an sich aber auch eine sehr beruhigende Tätigkeit. Allein durch das Rauchen werden psychomotorische Spannungszustände gelöst.

Dies beschreibt der Mediziner Kurt Pohlisch folgendermaßen. *»Die Tätigkeit des Rauchens gestaltet sich zu einem überaus reichen und wechselvollen Zusammenspiel von Zweck- und Ausdrucksbewegungen ... Bereits motorisch, also nicht allein nikotinbedingt, löst das Rauchen schlagartig psychomotorische Spannungszustände; es lenkt Erregungen in eine beruhigende Motorik ab. Die nervös unruhige Hand betätigt sich rauchend zweckvoll«*, und er fährt fort *»Rauchen verschafft Beschäftigung in der Muße und Muße in der Beschäftigung.«*

Daraus zieht Pohlisch denn auch den folgerichtigen Schluß: *»Motorisch, pharmakologisch und sinnespsychologisch schafft Rauchen eine lustvolle Stimmungslage, ... behagliche Anregung zu geistiger Arbeit, angenehm empfundene Beruhigung, zufriedene Wunschlosigkeit ...«*

Hier wird bestätigt, was jeder Raucher empfindet, daß nämlich oft schon eine einzige Zigarette genügt, um wieder »auf den Boden zurückzukommen« und sich zu entspannen.

Weil das Rauchen aber nicht nur die Hände, sondern auch den Mund beschäftigt, werden Spannungen noch besser abgebaut. Bei Rauchern, die versuchen, sich das Rauchen abzugewöhnen, ist das Kaugummikauen äußerst beliebt, weil es ebenfalls dazu geeignet ist, Spannungen über Mundbewegungen abzubauen.

Wahrscheinlich wird das Rauchen, dieses eigenartige »Saugen an der Zigarette oder Pfeife«, aber auch deshalb von so vielen Menschen als angenehm und beruhigend empfunden, weil wir ja gewissermaßen zu den »Säugern« gehören. Das Saugen an der Mutterbrust gehört zu den ersten sinnlichen Erfahrungen, die der Mensch macht. Über die Mutterbrust empfängt der Säugling Liebe, Nähe, Wärme und natürlich auch Nahrung.

Bekanntlich beruhigen Säuglinge sich in »harten Zeiten« durch das Daumenlutschen, und es gibt zahlreiche Psychologen, die das Rauchen mit dem Daumenlutschen in Verbindung bringen, indem sie beides als eine Art Ersatz für die Mutterbrust ansehen.

Kommen wir aber zu den Wirkungen des Nikotins, so wissen wir, daß Nikotin einerseits Müdigkeit vertreibt, gleichzeitig aber Erregung dämpft, so daß man sagen kann, daß eine kleine Nikotinmenge den Menschen wieder in sein Gleichgewicht zu versetzen vermag.

Als weitere Folge des Nikotingenusses tritt eine Anregung der Herztätigkeit ein, und so lesen wir bei Rudolf Steiner: *»Die Wirkung des Nikotins zeigt sich vor allem in der Herztätigkeit, denn durch das Nikotin wird eine stärkere Herztätigkeit hervorgerufen, ... die Blutzirkulation wird angeregt.«**

Und mit einem interessanten Gedanken fährt Steiner fort:

» ...Wenn ich nun Nikotin in den menschlichen Organismus hineinbringe, so kann ich es aus zwei Gründen hineinbringen: Erstens aus der Leidenschaft für den Tabak; zweitens aber kann ich es auch hineinbringen als Heilmittel. Alles dasjenige, was auf der einen Seite Gift ist, ist auf der anderen Seite ein Heilmittel ...«**

Zusammengefaßt kann man sagen, daß das mäßige Rauchen in bestimmten Situationen durchaus sinnvoll und sogar heilsam ist, da es unsere Stimmung wesentlich verbessern kann, dabei hilft, Streß abzubauen, uns beruhigt, entspannt und für den gegenwärtigen Moment zu öffnen vermag, was uns in eine meditative Stimmung versetzt, die zur Zufriedenheit führt.

Ähnliches kommt im Notenbuch der Anna Magdalena Bach, der Frau Johann Sebastian Bachs zum Ausdruck:

»Ich kann bei so gestalten Sachen
mir bei dem Tabak jederzeit
erbauliche Gedanken machen.
Drum schmauch ich voll Zufriedenheit
zu Land, zu Wasser und zu Haus
mein Pfeifchen stets in Andacht aus.«

---

* aus: Steiner, Themen aus dem Gesamtwerk 7 – Ernährung und Bewußtsein, Seite 123
** Ebenda, Seite 124

Die richtige Dosis

Im Gegensatz zu allen anderen Genußmitteln, gibt es beim Tabakgenuß ein kleines Problem. Während es nämlich relativ einfach ist, maßvoll mit Wein, Bier, Schokolade oder Kaffee und Tee umzugehen, ist dies beim Rauchen nicht so einfach. Schließlich spaltet sich unsere Gesellschaft bekanntlich in »Raucher« und »Nichtraucher«, die nicht müde werden, sich gegenseitig zu bekriegen, wobei verständlicherweise vor allem die Nichtraucher auf die Raucher schimpfen, was umgekehrt selten der Fall ist.

Will man das Rauchen edler Tabaksorten, am besten in Form einer kleinen »Rauchzeremonie« mit Freunden oder alleine als eine Art der »Rauchmeditation« zur Heilung seelischer Unbehaglichkeiten oder auch zur leichten Aktivierung von Herz, Verdauung und Kreislauf, also ganz bewußt einsetzen, so gelingt dies nur dem Gelegenheitsraucher. Der Nichtraucher wird sich strikt weigern, eine Zigarette oder Pfeife in die Hand zu nehmen – und wir werden uns natürlich davor hüten, ihn zu überreden, wenn er keine Lust dazu hat. Der Raucher hingegen wird aufgrund seines Suchtverhaltens kaum in der Lage sein, Zigaretten maßvoll zu dosieren.

Wirklich vom Tabakgenuß profitieren können am besten die Gelegenheitsraucher, die kein Problem damit haben, nur ab und zu einmal eine Zigarette nach dem Essen oder zu besonderen Anlässen zu rauchen.

Da Nikotin relativ schnell abhängig machen kann, sollten wir um so vorsichtiger mit dem Tabak umgehen. Dennoch ist übertriebene Panik nicht angesagt. Es gibt eben Situationen im Leben, in denen es sich anbietet, genüßlich ein Pfeifchen zu rauchen und sich dafür auch genug Zeit zu nehmen, zum Beispiel nach einer schweren Mahlzeit, bei Familienfesten oder wann immer sonst uns eine unangenehme Schwere überkommt.

Was die Dosierung betrifft, so wäre es am besten, nicht öfter als zwei- bis dreimal in der Woche jeweils eine einzige Zigarette, Zigarre oder Pfeife zu rauchen.

Wenn Sie Raucher sind, ist diese Regel natürlich illusorisch. Doch auch wenn Sie täglich rauchen, können Sie davon ausgehen, daß drei bis fünf Zigaretten am Tag nicht dazu führen werden, daß Sie an Lungenkrebs erkranken, wenn Sie ansonsten einigermaßen gesund leben (siehe Tips für Raucher).

Für Raucher gilt aber dennoch, je weniger sie rauchen, desto bewußter können sie rauchen und desto unschädlicher wird das Rauchen für sie werden. Denn obwohl das wohldosierte Genießen auch beim Tabak durchaus heilsame Wirkungen auf Seele und Geist zeitigt und eine lange Tradition hat, wollen wir einige »harte Tatsachen« zum Thema Rauchen doch nicht verschweigen:

Vorsicht!

In kleinen Mengen ist Nikotin eine unbedenkliche, ja sogar eine günstige Substanz, die die Herzfunktion aktiviert und durch die wir Stimmungstiefs überwinden können. In größeren Mengen ist Nikotin jedoch giftig, und so gelten bereits 50 mg Nikotin, wenn sie auf einmal in die Blutbahn gespritzt würden, als tödliche Dosis.

Leider gibt es in Deutschland sehr viele starke Raucher, die täglich eine oder mehrere Schachteln Zigaretten rauchen – und das über viele Jahre hinweg. So darf es auch nicht verwundern, daß von den 40 000 Lungenkrebskranken in Deutschland fast 90% Raucher sind und daß Erkrankungen wie der chronische Raucherhusten oder durch Rauchen mitverursachte Durchblutungsstörungen (bis hin zum »Raucherbein«) recht weit verbreitet sind.

Damit wir uns nicht falsch verstehen: Wir wollen Sie nicht dazu motivieren, starker Raucher zu werden und ein unnötiges Risiko einzugehen, sondern es geht uns darum, daß Sie Ihr Leben genießen und Genußmittel bewußt dazu einsetzen, mit mehr Lebenslust und Lebensfreude und mit möglichst wenig Schuldgefühlen zu leben.

Wer aber aufgrund seiner Sucht bereits an chronischem Husten leidet, bei jeder kleinsten körperlichen Anstrengung außer Atem ist und auf lange Sicht einen Lungen-, Zungen- oder Kehlkopfkrebs riskiert, der ist natürlich auf dem falschen Weg, und sollte seine Gewohnheiten dringend einmal überdenken.

Da wir aber auch wissen, daß es für Raucher sehr schwierig ist, sich den Tabakgenuß ganz abzugewöhnen, wollen wir Ihnen, falls Sie Raucher sind, einige Tips für einen bewußteren Umgang mit dem Rauchen an die Hand geben. Auf der einen Seite werden diese Tips Ihnen dabei helfen, Ihre Gesundheit aufrechtzuerhalten, andererseits werden Sie durch sie vielleicht lernen, von einem »Tabakkonsumenten« zu einem wirklichen »Tabakgenießer« zu werden.

Tips für Raucher

- Rauchen Sie lieber selbstgedrehte als Fertigzigaretten. Zigaretten aus der Packung enthalten zwar insgesamt weniger Schadstoffe, doch das Drehen der Zigaretten ist ein kleines, genußförderndes Ritual, das unter anderem dabei hilft, weniger zu rauchen.
- Gehen Sie möglichst oft an die frische Luft, und atmen Sie dabei bewußt ganz tief durch.
- Sorgen Sie dafür, daß Sie ausreichend Schlaf bekommen.
- Ernähren Sie sich möglichst vitaminreich. Essen Sie viel Frischkost in Form von Obst und Salaten und nehmen Sie nach Wunsch auch ein Vitaminpräparat, zum Beispiel handelsübliche Multivitamintabletten, zu sich.
- Reduzieren Sie die Dosis, indem Sie sich beispielsweise angewöhnen, zunächst nur noch ab dem Mittag, später nur noch ab dem Abend zu rauchen.
- Rauchen Sie die Zigaretten nur noch zur Hälfte und inhalieren Sie seltener.
- Achten Sie auf niedrige Nikotin- und Teerwerte.
- Bewegen Sie sich ausreichend, indem Sie Spaziergänge machen, Fahrrad fahren oder regelmäßig ein wenig Sport treiben.

Das Wichtigste ist aber, daß Sie sich ganz bewußt werden, was genau beim Rauchen geschieht. Machen Sie das Rauchen in Zukunft zu einer kleinen Zeremonie. Nehmen Sie sich dafür Zeit und ziehen Sie sich an einen ruhigen Ort zurück. Verfolgen Sie vom Anzünden der Pfeife oder Zigarette bis zum letzten Zug ganz genau und hellwach, was während des Rauchens passiert.

Wie fühlt sich die Zigarette an Ihren Lippen an? Wie schmeckt der Rauch überhaupt? Wie tief inhalieren Sie? Welche Wirkungen können Sie unmittelbar während des Rauchens, welche im Anschluß daran feststellen?

Indem Sie aus dem Rauchen einen Moment machen, in dem Sie ganz ruhig und bewußt werden, werden Sie mit der Zeit ganz von selbst die erstaunliche Erfahrung machen, daß Sie immer weniger Zigaretten benötigen und daß der eigentliche Genuß um so größer wird, je kleiner die Dosis ist. Und irgendwann werden Sie sich nicht mehr als »Raucher« bezeichnen müssen, sondern als jemand, der selten einmal sein Pfeifchen oder seine Zigarre raucht, und zwar immer dann, wenn er spürt, daß sein Körper und seine Seele danach verlangen – und dann werden Sie dies ganz ohne schlechtes Gewissen tun.

Fleisch – noch immer ein Stück Lebenskraft?

Kurzinfo

Während der Fleischkonsum unserer Bevölkerung in den letzten Jahrzehnten zunächst enorm angestiegen ist, ist Fleisch neuerdings in Verruf geraten. Vielen Menschen erscheint der Genuß von Fleisch heute unverantwortlich, und dies aus teilweise recht verständlichen Gründen.

Zum einen ist der Trend zum Vegetarismus eine natürliche Reaktion auf den übertriebenen Fleischkonsum der letzten Jahrzehnte. Weiterhin haben in letzter Zeit zahlreiche Skandale dazu beigetragen, all denen, die eigentlich gerne Fleisch essen, die Lust darauf gründlich zu verderben.

Nur eines von vielen Beispielen ist der BSE-Skandal, der über Wochen und Monate ein gefundenes Fressen für die Presse war.

Doch auch lange vor dem Auftauchen BSE-verseuchten Fleisches haben uns immer wieder reinste Horrormeldungen über das Grundnahrungsmittel Fleisch erreicht. Die Massentierhaltung, die viele Tierfreunde und darüber hinaus jeden einigermaßen sensiblen Menschen an sich schon mit einem Schaudern erfüllt, bedient sich noch dazu unschöner Methoden, um die »Fleischproduktion« möglichst schnell voranzutreiben und dadurch möglichst hohe Gewinne zu erzielen.

Obwohl Hormone, die die Tieraufzucht beschleunigen, in der Tierhaltung in Deutschland seit 1988 offiziell verboten sind, gibt es doch immer wieder schwarze Schafe unter den Tierzüchtern, die Hormone einsetzen und die Fleischqualität dadurch extrem verschlechtern.

Hinzu kommt, daß die Massentierhaltung, in der unter anderem Rinder, Hühner und Schweine auf engstem Raum, bei künstlichem Licht und denaturiertem Futter gehalten werden, bei den Tieren zahlreiche Erkrankungen auslöst, die durch Antibiotika und andere Medikamente behandelt werden. Die Rückstände dieser Medikamente muß im Endeffekt der Fleischliebhaber verdauen – mit allen unangenehmen Auswirkungen, die damit verbunden sind.

Während einerseits die Massentierhaltung im Grunde nicht zu verantworten ist, kann es für den Großteil der Bevölkerung andererseits auch keine Lösung sein, auf ein Grundnahrungsmittel zu verzichten, das seit Tausenden von Jahren einen wichtigen Beitrag zur Erhaltung unserer Spezies beigetragen hat und das uns auch heute noch eine gute Versorgung mit den meisten lebensnotwendigen Stoffen, wie Eiweiß, Vitaminen und Mineralstoffen gewährleistet. Es ist auch in der Tat nicht nötig, den Fleischgenuß ganz aufzugeben. Statt dessen sollten wir aber auf beste Fleischqualität achten und kein Fleisch aus Massentierhaltung kaufen.

Aller Panikmache zum Trotz ist es durchaus nicht nötig, Vegetarier zu werden, um gesund zu leben. Es ist zwar richtig, daß einige Untersuchungen zu dem Ergebnis kamen, daß Vegetarier länger leben und ein um 50% niedrigeres Risiko haben, koronaren Herzerkrankungen zum Opfer zu fallen und daß sie darüber hinaus seltener an Krebs zu erkranken scheinen als Fleischesser. Dabei ist jedoch zu bedenken, daß Vegetarier im allgemeinen insgesamt bewußter leben, sich mehr bewegen, seltener starke Raucher sind und meistens auch Alkoholexzesse vermeiden, während andere es nicht nur mit dem Fleischgenuß übertreiben.

Es gibt keine Vergleichsstudien zwischen Menschen, die *wenig* Fleisch essen und sich auch sonst maßvoll und gesund ernähren und Vegetariern, die starke Raucher sind und den ganzen Tag vor dem Fernseher sitzen – mit Sicherheit würden die Ergebnisse hier ganz anders aussehen.

Obwohl jeder Mediziner Ihnen bestätigen wird, daß mäßiger Fleischgenuß nicht nur unbedenklich, sondern sogar sehr gesund ist, ist in der Allgemeinheit eher das Bild entstanden, daß Fleisch schädlich ist. Während es vor gar nicht allzulanger Zeit noch die kohlenhydratehaltigen Speisen wie Nudeln oder Brot waren, auf die kräftig geschimpft wurde, so ist es heute das Fleisch, das Fett und Cholesterin enthält und daher Krebs und Herzerkrankungen begünstigt – so meint man.

Die Angst vor erhöhten Cholesterinwerten hat zu einer zunehmenden Ablehnung tierischer Fette geführt. Inzwischen deuten aber immer mehr Untersuchungen darauf hin, daß die Cholesterinpanik unbegründet war. Bei einer Reihenstudie mit mehreren tausend Männern, die allesamt einen hohen Cholesterinspiegel aufwiesen, hat man festgestellt, daß die untersuchten Männer unter keinerlei koronaren Herzerkrankungen litten. Außerdem hat man kürzlich entdeckt, daß Fleisch Stearinsäure enthält, die sogar den Cholesterinspiegel im Blut senkt.

Darüber hinaus weiß man heute übrigens auch, daß leichtes Übergewicht nicht zu gesundheitlichen Problemen führt – ganz im Gegenteil: Das höchste Erkrankungsrisiko haben stark unter- und extrem übergewichtige Menschen. Obwohl die verbreitete Angst vor einer zu fett- und cholesterinreichen Ernährung also reichlich übertrieben sein dürfte, sollte man dennoch vorsichtshalber darauf achten, nicht *zu viel* Fett zu sich zu nehmen.

Entgegen der allgemein herrschenden Auffassung kann man aber sehr wohl Fleisch essen, ohne sich dadurch automatisch fettreich zu ernähren. Allerdings muß man dazu möglichst fettarme Fleischsorten wählen und sollte es natürlich auch vermeiden, allzu häufig Fleisch zu essen.

Wenn Sie Fleisch nicht mögen, dann können Sie auch ohne Fleisch gut leben, wenn Sie sich ansonsten vollwertig ernähren und Milchprodukte zu sich nehmen. Wenn Ihnen Fleisch allerdings schmeckt, und es Sie insgeheim quälen würde, auf Ihr geliebtes Steak oder Ihr Wurstbrot zu verzichten, so sollten Sie getrost etwas Fleisch essen, denn Sie wissen ja – gesund ist, was schmeckt. Daß auch Fleisch sehr viele Vorteile hat, werden Sie sehen, wenn Sie einen Blick auf die Inhaltsstoffe werfen.

Inhaltsstoffe

Alle Fleischsorten enthalten relativ viel hochwertiges Eiweiß oder besser gesagt Protein. Protein ist das Grundgerüst jeder Körperzelle. Da das Körpereiweiß nur begrenzt gespeichert werden kann, muß es regelmäßig durch die Nahrung zugeführt werden. Während eine eiweißreiche Ernährung für die körperliche Leistungsfähigkeit unentbehrlich ist, sollte ein Eiweißüberschuß vermieden werden (siehe »Die richtige Dosis«).

100 Gramm Muskelfleisch von Kalb, Lamm, Rind, Schwein, Geflügel oder Wild enthalten jeweils um die 20 Gramm Eiweiß. Der Fettgehalt liegt bei Geflügel zwischen 5 Gramm (Huhn) und 31 Gramm (Gans), bei Kalbsfilet um die 1,5 Gramm, bei Rinderfilet bei 4,5 Gramm.

Während mageres Muskelfleisch im allgemeinen sehr wenig Fett enthält, muß man Wurstwaren teilweise sehr vorsichtig dosieren, da Leberwurst beispielsweise 41% Fett und Salami sogar um die 50% Fett enthält. Zu Vitaminen und Mineralstoffen im Fleisch seien nur einige wichtige Beispiele genannt:

- *Huhn (100 Gramm) enthält*
  Eisen: 1800 Mikrogramm
  Kalium: 360 Milligramm
  Kupfer: 300 Mikrogramm
  Magnesium: 37 Milligramm
  Phosphor: 200 Milligramm
  Vitamin B5: 6,800 Milligramm
  Vitamin B6: 500 Mikrogramm

- *Ente (100 Gramm) enthält*
  Eisen: 2100 Mikrogramm
  Kupfer: 450 Mikrogramm
  Phosphor: 187 Milligramm
  Zink: 1600 Mikrogramm
  Vitamin B1: 0,3 Milligramm
  Vitamin B5: 3,5 Milligramm

- *Gans (100 Gramm) enthält*
  Eisen: 2660 Mikrogramm
  Kalium: 517 Milligramm
  Kupfer: 370 Mikrogramm
  Magnesium: 33 Milligramm
  Zink: 1666 Mikrogramm
  Vitamin B2: 0,25 Milligramm

- *Kalbfleisch (100 Gramm) enthält*
  Eisen: 2100 Mikrogramm
  Kalium: 350 Milligramm
  Zink: 2300 Mikrogramm
  Vitamin B5: 6,3 Milligramm
  Vitamin B6: 0,4 Milligramm
  Vitamin B12: 2 Mikrogramm

- *Rindfleisch (100 Gramm) enthält*
  Chrom: 14 Mikrogramm
  Eisen: 2467 Mikrogramm
  Fluor: 100 Mikrogramm
  Selen: 35 Mikrogramm
  Zink: 4112 Mikrogramm
  Vitamin B6: 0,5 Milligramm

- *Rinderleber (100 Gramm) enthält*
  Eisen: 7100 Mikrogramm
  Kobalt 10 Mikrogramm
  Kupfer: 3600 Mikrogramm
  Mangan 250 Mikrogramm

Phosphor 360 Milligramm
Selen: 35 Mikrogramm
Zink: 5100 Mikrogramm
Vitamin A: 8,3 Milligramm
Vitamin B1: 0,3 Milligramm
Vitamin B2: 2,9 Milligramm
Vitamin B5: 14,7 Milligramm
Vitamin B12: 65 Mikrogramm
Vitamin M: 108 Mikrogramm

- *Leberwurst (100 Gramm) enthält*
Eisen: 5,3 Milligramm
Kalium: 143 Milligramm
Phosphor: 155 Milligramm
Vitamin A: 1,4 Milligramm
Vitamin B2: 0,92 Milligramm
Vitamin B5: 3,6 Milligramm
Vitamin B12: 3,2 Mikrogramm
Vitamin M: 22 Mikrogramm

Wirkungen

Daß Fleisch nach wie vor ein Stück Lebenskraft ist, sofern Sie hochwertiges und nicht zu fettes Fleisch einkaufen, belegen die Mineralstoff- und Vitamintabellen. Wir kennen viele positive Wirkungen des mäßigen Fleischgenusses, und nicht umsonst hat Fleisch in vielen Regionen der Erde maßgeblich dazu beigetragen, das Überleben der Menschheit zu sichern.

Wie gesagt, enthält jedes Fleisch auch hochwertiges Eiweiß, und vor allem Schwangere, Stillende und Kleinkinder sollten nicht ganz auf diese Eiweißquelle verzichten. Während Vegetarier, die Milchprodukte in ihre Ernährung einbauen, keinen Eiweißmangel riskieren, ist die Sache bei strengen Vegetariern, den Veganern, die ausschließlich pflanzliche Nahrung zu sich nehmen, schon gefährlicher.

Bei streng vegetarischer Ernährung kann es außerdem zu Eisen- und Vitamin B12-Mangel kommen. Vitamin B12 ist fast ausschließlich in tierischer Nahrung enthalten. Vegetarier, die sich nicht sehr bewußt und vielseitig ernähren, riskieren einen B12-Mangel und damit Störungen im Bereich der Blutbildung und der Nerventätigkeit. Doch schon ein bis zwei kleine Fleischportionen in der Woche gewährleisten eine gute Vitamin-B12- und Eisenversorgung.

Die *körperlichen Wirkungen* von Fleisch hängen vor allem mit der guten Eiweiß-, der Vitamin B-, der Eisen-, Zink-, Kalium-, Fluor- und Selenversorgung zusammen.

Wenn wir regelmäßig etwas Fleisch essen, sorgen wir dafür,
- daß die reibungslose Funktion der Muskulatur gesichert ist
- daß die Nerven gestärkt werden
- daß die Herz- und Darmfunktion unterstützt wird
- daß das Immunabwehrsystem gestärkt wird
- daß Haut, Fingernägel und Haare alle nötigen Nährstoffe erhalten
- daß die Schleimhäute geschützt werden.

Mäßiger Fleischgenuß unterstützt u.a. die Heilung von:
- Hautproblemen
- Schleimhautentzündungen
- gehäufter Infektanfälligkeit
- brüchigen Fingernägeln
- schlechter Wundheilung
- Haarausfall
- Nervenentzündungen.

Die *Heilige Hildegard von Bingen (1098-1179)*, eine bekannte Heilerin des Mittelalters, sprach in Zusammenhang mit dem Fleischgenuß folgende Empfehlungen aus:

- *Hähnchen*: »Es tut Gesunden gut und macht sie nicht fett. Kranke frischt es auf ... Der Kranke vermeide es jedoch, gebratenes Huhn zu verspeisen, da er es schwerlich verdauen kann ...«

- *Reh:* »Wer an der Vicht (heute würde man wohl Präkanzerose sagen) leidet, esse regelmäßig Rehleber, denn das vertreibt ihm das Leiden ...«

- *Hirsch:* »Sein Fleisch zu essen ist gut für Gesunde und Kranke. Das Essen der Hirschleber vertreibt Rheuma und macht den Magen glatt und frei ...«

- *Schaf:* »Wessen Körper keine Kraft mehr hat und wessen Kreislauf zusammengefallen ist, nehme, wann immer er will, den Saft des Schaffleisches und die Brühe, darin das Fleisch gekocht wurde; sobald es ihm besser geht, esse er das Fleisch des Schafes ...«

Und auch für die allgemeine Krankendiät empfiehlt die Heilige Hildegard, am ersten Tag zu fasten, am zweiten eine Dinkel-Grießsuppe und am dritten eine Hühnerboullion oder Hühnerfleisch ohne Haut zu essen.

Zum Thema »Fleisch, ja oder nein« lesen wir bei *Rudolf Steiner*: »... *wenn auch für manche Menschen aus rein gesundheitlichen Gründen eine vegetarische Nahrungsweise die richtige ist, so würde es für einen anderen Menschen heißen, seine Gesundheit zu untergraben, wenn man ihm eine vegetarische Kost zumuten würde* ...«*

Was die *seelischen und geistigen Wirkungen* des Fleischgenusses betrifft, so kann man einerseits sagen, daß der Fett- und Eiweißgehalt des Fleisches dazu beiträgt, den Endorphinspiegel im Gehirn anzuheben. Freigesetzte Endorphine erfüllen uns mit neuer Energie und können uns in euphorische Zustände versetzen. Tatsächlich führt eine sehr fettarme Diät dazu, daß unsere Gehirn- und Fettzellen »unglücklich« werden. Fett wird zur Lebenserhaltung nämlich dringend benötigt.

Nicht selten reagiert auch unsere Seele auf einen extremen Fettentzug durch depressive Verstimmungen. Auf der anderen

---

* aus: Steiner, Themen aus dem Gesamtwerk 7 – Ernährung und Bewußtsein, Seite 19

Seite kann Fleischgenuß unsere psychische Stimmung enorm verbessern.

Interessanterweise fühlen sich Männer, wie Sie vielleicht selbst bemerkt haben werden, im allgemeinen stärker zum Fleisch hingezogen als Frauen. Innerhalb der Menschheitsgeschichte waren es zudem vor allem kriegführende Völker, die Fleisch genossen, und auch innerhalb der zweiten. Kaste der Hindu, der Kriegerkaste der *Kschatrija*, aus der die Adeligen und die Könige stammen, wird häufig Fleisch gegessen.

All das deutet auf einen weiteren positiven Aspekt hin, daß der Fleischgenuß die Durchsetzungskräfte fördert. Auch wenn wir natürlich davon absehen sollten, in den Krieg zu ziehen, so kann uns der Fleischgenuß aber doch helfen, uns in der Welt besser durchzusetzen.

Auch innerhalb der chinesischen Yin-Yang-Theorie wird Fleisch *Yang*, dem männlichen Pol, zugeordnet, und nicht umsonst gelten Fleischspeisen in vielen Kulturen als potenzfördernde Mittel. Aus esoterischer Sicht zentriert Fleisch den Menschen und stärkt seine Erdverbundenheit, während pflanzliche Kost den Menschen in die höheren Bereiche beziehungsweise in den »Himmel« zieht.

Nicht umsonst essen vor allem jene Menschen Fleisch, die körperliche Arbeit verrichten – und wenn Sie es einmal ausprobieren wollen, einem Landwirt, einem Waldarbeiter oder Bauarbeiter statt seines Bratens ein Sojaschnitzel anzubieten, müssen Sie damit rechnen, recht ablehnende Blicke zu ernten. Das heißt aber natürlich nicht, daß spirituell und geistig ausgerichtete Menschen kein Fleisch essen sollten. Schließlich war nicht einmal Jesus Vegetarier.

Vom Fleisch werden am ehesten Menschen profitieren, die wenig Widerstandskraft gegenüber Manipulationen von außen besitzen, die sich leicht unterdrücken lassen und es verlernt haben, ihre eigenen Interessen durchzusetzen. Der aggressive Aspekt im Fleischgenuß ist nicht unbedingt negativ zu sehen. Ein gewisses Maß an gesunder Aggression, die nicht mit Feindseligkeit verwechselt werden darf, ist für Menschen, die aufgrund eines Mangels an Energie daran gehindert werden, ihr Leben zu leben und ihre Ziele zu verwirklichen, durchaus angemessen und heilsam.

Wenn wir regelmäßig eine kleine Menge Fleisch essen, werden wir nicht nur unsere körperliche Gesundheit unterstützen, sondern wir werden mehr Energie für das Erreichen unserer Ziele haben. Darüber hinaus hilft Fleisch all jenen Menschen, die sehr verträumt sind, in irgendwelchen »höheren Sphären« herumschweben und Gefahr laufen, den Bezug zur Realität ihres irdischen Daseins ein wenig zu verlieren, dabei, wieder auf den Boden zu kommen.

Die richtige Dosis

Auch wenn Sie Fleisch lieben, sollten Sie dennoch darauf achten, daß Sie nicht zu viel davon essen. Obwohl die Cholesterinpanik in den meisten Fällen unbegründet ist, muß man doch sagen, daß einige Fleischsorten, wie etwa Schweinefleisch, nun einmal relativ viel Fett enthalten. Außerdem belastet der Fleischgenuß unsere Verdauungsorgane etwas stärker als rein pflanzliche Nahrung.

Selbst für Fleischliebhaber gilt daher:
Essen Sie nicht mehr als 100 Gramm Fleisch am Tag und legen Sie mindestens zwei fleischlose Tage in der Woche ein.

Wenn Sie uns fragen, tun Sie gut daran, diese Dosis noch zu senken und nur etwa zwei- bis dreimal in der Woche Fleisch zu essen und dies nach Belieben mit kleinen Mengen Aufschnitt oder etwas Leberwurst zu ergänzen. Diese Menge reicht vollkommen aus, um Sie mit wertvollem Eiweiß und sämtlichen Vitaminen und Mineralstoffen zu versorgen.

Vorsicht

Denken Sie daran: Qualität ist alles. Vermeiden Sie daher Fleisch aus Massentierhaltung, wie Sie es in den meisten Supermärkten finden. Erkundigen Sie sich nach Bio-Metzgern, und informieren Sie sich genau, woher das Fleisch kommt, das Sie essen.

Aus gesundheitlichen Gründen und auch als Beitrag zum Tierschutz sollten Sie nur das Fleisch von freilaufenden Tieren, die artgerecht gehalten und nicht mit Hormonen und Antibiotika behandelt werden, verspeisen.

Bei bestimmten Erkrankungen, wie beispielsweise Gicht oder Nierenleiden, ist es besser, wenn Sie sich weitgehend vegetarisch ernähren; fragen Sie deshalb im Zweifelsfall Ihren Hausarzt.

Vermeiden Sie gepökelte Fleisch- und Wurstwaren, denn sie stehen im Verdacht, Krebs zu erzeugen. Essen Sie Fleisch immer möglichst frisch und verzichten Sie auf Konservennahrung, was übrigens auch für Obst und Gemüse gilt. Falls Sie tiefgekühltes Fleisch essen, sollten Sie es gleich nach der Zubereitung verzehren und es nicht wieder aufwärmen, geschweige denn nochmals einfrieren.

Essen Sie möglichst selten Innereien wie Nieren oder Hirn, da sie meist große Mengen an Schadstoffen wie Schwermetallen, Cadmium, Quecksilber etc. enthalten. Wenn Sie möchten, können Sie *ab und zu* etwas Rinderleber oder Leberwurst essen, denn sie sind vorzügliche Vitamin- und Mineralstofflieferanten.

Kaufen Sie kein helles Kalbfleisch, denn es ist blutarm und stammt ziemlich sicher von Tieren, die ohne Sonne und Grünfutter aufwachsen mußten.

Das Wichtigste ist die Qualität, und auch wenn hochwertiges Fleisch etwas teurer ist, sollten Sie den höheren Preis sowohl für Ihre Gesundheit und für das Wohlergehen der Tiere als auch für den weitaus höheren Genuß in Kauf nehmen. Außerdem ist es allemal gesünder und vernünftiger, einmal in der Woche hochwertiges Fleisch, als fünfmal verseuchtes zu essen.

Tips für die Praxis

Da es hunderte von Fleischrezepten gibt, wollen wir davon absehen, hier weitere aufzuführen. Wenn Sie Fleisch kochen, sollten Sie ohnehin darauf achten, daß Sie es so zubereiten, wie es Ihnen schmeckt.

Aus gesundheitlicher Sicht ist es besser, eher fettarmes Fleisch wie mageres Rinder- oder Kalbsfilet, mageres Hähnchenfleisch, am besten Hühnerbrust oder Putenbrust oder auch Wild zu essen, als Schweinebraten, Eisbein, Speck oder Gans und andere fettreiche Fleischsorten zu wählen. Achten Sie auch bei Wurstwaren auf beste Qualität und wählen Sie Geflügelwurst oder Schinken ohne Fettrand statt Salami und Gänseleberpastete.

Bei der Zubereitung ist zu beachten, daß es besser ist, Fleisch zu dünsten oder mit wenig Fett zu backen. Falls Sie Ihr Fleisch lieber braten, so tun Sie es ebenfalls mit wenig Fett, und würzen Sie Fleischspeisen am besten mit Pfeffer, Ingwer, Senf oder Zitrone, da dies das Fleisch bekömmlicher macht.

Ein letzter Tip: Kombinieren Sie eine Fleischportion immer mit einem frischen Salat und frischem Gemüse, und trinken Sie außerdem ein kleines Glas Rotwein dazu, da dies die Fleischverdauung und -verwertung fördert.

Bier - der kraftvolle Gerstensaft

Kurzinfo

Bier ist ein alkoholisches, durch Hefe vergorenes, kohlensäurehaltiges Getränk, das aus Gerstenmalz, Hopfen und Wasser hergestellt wird. Der Alkoholgehalt beträgt je nach Sorte zwischen 3,5% und 5,5%, wobei einige Biersorten wie etwa das Starkbier, wesentlich mehr Alkohol enthalten können. Ein Liter des bei uns so beliebten Gerstensaftes enthält im Schnitt um die 450 Kalorien.

Kommen wir zu den Hauptbestandteilen, so finden wir zum einen das *Malz*. Als Malz wird die gekeimte Gerste bezeichnet. Die gereinigte Braugerste wird zur Wasseraufnahme eingeweicht und anschließend in Kästen oder Tennen, also auf festen Steinböden, zum Keimen gebracht, wobei sich Enzyme bilden, die die Gerstenstärke in Malzzucker umwandeln.

Innerhalb von sieben bis zehn Tagen entsteht das Grünmalz, das auf Darren getrocknet beziehungsweise ein wenig geröstet und in Silos aufbewahrt wird. Für helles Bier wird das Gerstenmalz bei ca. 85 Grad zu hellem, für dunkles Bier bei etwa 100 Grad zu dunklem Malz getrocknet. Für die Bierherstellung wird statt Gerstenmalz auch Weizenmalz, Mais oder Reis verwendet.

Das *Brauen* steht im Mittelpunkt der Bierherstellung. Beim Brauen im Sudhaus geht es darum, die Würze, eine malzzuckerhaltige Lösung, zu gewinnen. Dazu wird das geschrotete Malz mit heißem Wasser eingemaischt, wobei die beim Keimen gebildete Diastase (ein Ferment) die Stärke verzuckert. Im Anschluß wird die malzzuckerhaltige, vergärbare Würze von den unlöslichen Malzbestandteilen getrennt. Dann wird der Hopfen, besser gesagt die Blüten der Hopfenpflanzen, zugesetzt, wobei nicht nur der charakteristische Bittergeschmack des Bieres entsteht, sondern wodurch auch die Haltbarkeit und die Schaumbildung gefördert werden.

Die Würze wird anschließend noch etwa zwei Stunden gekocht, abgekühlt und in hölzernen oder heutzutage meist metallenen Gärbottichen, nach Zusatz von Reinhefe in schäumende *Gärung* versetzt. Bei der bis zu zehn Tage andauernden Hauptgärung entsteht das Jungbier, das während einer drei bis fünf Monate dauernden Nachgärung in Lagerfässern aus Holz oder in rostfreien Metalltanks weiter reift. Das fertige Bier wird abschließend fein filtriert oder zentrifugiert und unter Gegendruck abgefüllt.

Im Gilgamesch-Epos (etwa 1900 v. Chr.) finden wir bereits *geschichtliche Hinweise* auf den Gerstensaft. Gilgamesch, der sumerische König von Urduk, war der Liebling der Götter, genauer gesagt einer bestimmten Göttin, Inanna. Doch als er ihr einen Korb gab, schlug ihre Liebe in Haß um, und er mußte gegen den Himmelsstier kämpfen. Auf seiner abenteuerlichen Reise wurde er von seinem Diener Enkidu begleitet.

Dieser Enkidu war ein »zottiger, wilder Mann«, der in der Steppe mit den Gazellen gelebt und sich von Gras und Wasser ernährt hat. Als ihn nun Gilgamesch zu sich nimmt, wird der Wilde zum zivilisierten Menschen – indem er statt Gras Brot und statt Wasser Bier bekommt.

Der wilde Enkidu trank das Bier,
trank davon sieben Mal.
Sein Geist ward frei
und er sprach mit lauter Stimme.
Freude erfüllte seinen Leib
und sein Antlitz strahlte hell.
Er wusch sich den zottigen Körper mit Wasser,
salbte sich mit Öl – und ward ein Mensch.

Aus der Natur wird das Wilde im Menschen durch den Genuß – Enkidu trinkt nicht einmal, um den Durst zu stillen, sondern siebenmal! – zur Kultur geführt. Und dieser Genuß ist in dieser uralten Geschichte, dem ältesten bekannten Werk der Weltliteratur, das Bier.

Das Bier selbst ist aber noch viel älter als das Gilgamesch-Epos. Die ersten »Biere« wurden vermutlich bereits in der Steinzeit gebraut – aus Versehen. Es ist wahrscheinlich gar nicht so selten vorgekommen, daß bei feucht gewordenen Getreidekörnern eine Gärung einsetzte, die eine Art »Urbier« entstehen ließ und dem Höhlenmenschen seinen ersten Bierrausch verschaffte.

In keltischen und germanischen Gräbern, die bis zu 3500 Jahre alt sind, wurden Gefäße gefunden, in denen sich Reste von Bier befanden. Es spricht vieles dafür, daß Bier an verschiedenen Orten und zu verschiedenen Zeiten unabhängig voneinander »erfunden« wurde. Tatsächlich gibt es fast überall auf der Welt einheimische Biere, die aus den unterschiedlichsten Grundsubstanzen gebraut werden. So gibt es in Ostasien seit jeher Reisbier, in Afrika wird schon seit Menschengedenken Hirsebier hergestellt und die Indianer Nord- und Mittelamerikas tranken ihr Maisbier, lange bevor die Europäer in Amerika einfielen.

Die ältesten schriftlichen Aufzeichnungen, die uns erhalten sind, stammen jedoch aus Mesopotamien, dem Zweistromland. Vor 4000 Jahren erfanden dort die Sumerer die erste Schrift. Aufgeschrieben wurden nur wirklich wichtige Dinge – zum Beispiel die Bierherstellung. Noch einmal tausend Jahre älter sind Tonscherben, die Biergenießer zeigen, die ihr Bier, wie es damals üblich war, mit Strohhalmen tranken.

Auch König Hammurabi (1728-1686 v.Chr.), der das erste babylonische Reich gründete, legte auf Bier anscheinend großen Wert. Er ließ nämlich seine wichtigsten Gesetze in einen großen Steinblock meißeln; dieser Steinblock steht heute im Louvre in Paris und die ca. 360 Gesetze darauf konnten entziffert werden: Dabei stieß man auf das erste Reinheitsgebot der Welt! Dort wurden Richtlinien für die Zubereitung, die Qualität und den Preis des Bieres aufgestellt; es heißt unter anderem: *»Wer zum Bier andere Zutaten als Gerste und Hopfen nimmt, wird in seinem Brautopf ersäuft.«*

Von Babylon kam das Bier nach Ägypten, wo es mit Anis und Safran gewürzt und mit Honig gesüßt genossen wurde. Bier spielte anscheinend eine große Rolle, denn es wurde den Ahnen und den Göttern als Opfergabe dargebracht – aber es war ein stärkendes Getränk für jedermann. Bier war ein so alltägliches Getränk, daß die Hieroglyphe für »Mahlzeit« aus den Symbolen »Brot« und »Bier« zusammengesetzt ist. Wer weiß, ob die berühmten Pyramiden gebaut worden wären, hätte nicht jeder Sklave zwei Kannen Bier pro Tag als Kraftnahrung bekommen ...

Im fünften Jahrhundert vor unserer Zeitrechnung blühte die griechische Kultur auf, in der die Grundsteine für die Philosophie, die Wissenschaft und das Denken der westlichen Zivilisation gelegt wurden. Es war die Zeit Sokrates' und Platons, Aristoteles' und Alexander des Großen. Von der älteren Zivilisation der Ägypter lernten die Griechen die Kunst, Bier zu brauen. Der berühmte griechische Arzt Hippokrates kannte bereits die heilsame Wirkung des Bieres. Besonders beliebt als Getränk war Bier jedoch bei den Griechen und später auch bei den Römern nicht.

Während die griechische Kultur aufblühte und wieder versank, lebten die Völker im Norden Europas vergleichsweise unzivilisiert. Doch ihre Bierkultur war der der Römer und Griechen überlegen. Kelten und Germanen tranken bereits seit tausend Jahren ihr Bier. Bier war aber mehr als irgendein Getränk. Es war der Trunk der Götter. In vielen Götter- und Heldensagen spielt das Bier eine große Rolle, beispielsweise in der Geschichte, in der Thor und Tyr einem Riesen namens Hymir einen Braukessel stehlen, aus dem die Götter und Helden für alle Zeit ihren Durst stillen konnten.

Das Bier der alten Germanen hatte es im wahrsten Sinne des Wortes in sich. Bier wurde nicht einfach so, nebenbei getrunken, sondern es gab regelrechte Rauschrituale. Die Räusche dürften recht kräftig gewesen sein, da dem Bier oft diverse Pflanzen und halluzinogene Pilze beigefügt wurden.

Machen wir einen Sprung ins Mittelalter. Man schreibt das Jahr 800 nach Christi Geburt, und Karl der Große wird Römischer Kaiser. Inzwischen wird schon seit 150 Jahren in manchen Klöstern Bier gebraut. Allein in Bayern gab es 300 Klöster, in denen die Mönche das Bierbrauen zur Kunst erhoben. (Damit betätigten sich übrigens erstmals Männer als Bierbrauer. Bei den Sumerern stellten Frauen das Bier her und bei den Germanen war es sogar die Gattin Odins, die im Götterhimmel das Bier braute.)

Das in Heimarbeit hergestellte Bier war geschmacklich immer ein Risiko. Ob das Brauen gelang oder nicht, war mehr vom Zufall, als von anderen Faktoren abhängig. Die Mönche hatten jedoch neben ihren Gebeten noch genug Zeit, die Geheimnisse eines guten Bieres zu ergründen. Und ihre Motivation war groß, denn die lange Fastenzeit mußte ja irgendwie überstanden werden. Flüssige Nahrung fiel nicht in das Fastengebot, und so wurde das Bier wie auch der Wein zur Nahrung in Fastenzeiten (was nicht heißt, daß die Mönche außerhalb der Fastenzeit auf Bier verzichtet hätten ...) In den Klöstern gab es fortan – vielleicht sogar bis heute! – das beste Bier.

Eines dieser Klöster war das Kloster Weihenstephan, dem der Bischof Engilbert von Freising im Jahre 1040 das Brau- und Schankrecht verlieh. Weihenstephan ist heute die älteste noch bestehende Brauerei der Welt. Sie ist der Technischen Hochschule in München angeschlossen, und es werden dort Braumeister ausgebildet, die auf der ganzen Welt begehrt sind.

Doch zurück ins Mittelalter. Man trank zwar das gute Bier, das die Mönche brauten, doch der Wein wurde – gerade auch in Bayern – immer beliebter und mit der bayrischen Bierkultur ging es rapide bergab. Das änderte sich mehr oder weniger auf einen

Schlag im Jahr 1437, als ein anhaltender Frost die Weinstöcke vernichtete. Nun griff man gern wieder auf das Bier zurück, das dann innerhalb weniger Jahre zum bayrischen Nationalgetränk wurde.

Für einen Bierkenner ist der 24.4.1516 sicherlich ein wichtiges Datum. Denn an diesem Tag erließ der bayrische Herzog Wilhelm IV. das berühmte Reinheitsgebot. Dort heißt es: *Wir wollen auch sonderlichen/das füran allenthalben in unseren Stetten/ Märckten/ un auff dem Lannde/ zu kainem Pier/ merer stückh/ dan allain/ Gersten/ Hopffen/ un wasser/ genomen un geprauche solle werden.* Das Reinheitsgebot steht noch heute im § 9 unseres Biersteuergesetzes.

Inhaltsstoffe

Bier wird aus Malz, Hopfen, Hefe und Wasser hergestellt und enthält dank des Reinheitsgebotes keine künstlichen Zusätze. Ein Liter Vollbier enthält im Durchschnitt etwa 40 Gramm Kohlenhydrate, vier Gramm Eiweiß, 35 Gramm Alkohol, vier bis fünf Gramm Kohlensäure und 840 bis 880 Gramm Wasser. Schankbier enthält 0,5 bis 2,6% Alkohol, Vollbier 3 bis 4,5% und Starkbier 5 bis 10%.

Bier enthält zwar nur wenig, dafür aber sehr hochwertiges Eiweiß und viele wichtige Mineralstoffe und Vitamine. 100 Gramm Bier enthalten im Schnitt unter anderem:

Eisen: bis zu 210 Mikrogramm
Kalium: 0,5 bis 0,6 Milligramm
Vitamin B2: 30 bis 40 Mikrogramm
Vitamin B5: 0,9 Milligramm
Vitamin B6: 0,05 Milligramm
Vitamin M: 5 Mikrogramm

Wirkungen

Bier wird ja seit jeher als »flüssiges Brot« bezeichnet und auch der berühmte deutsche Philosoph Immanuel Kant (1774-1804) schrieb: »Biertrinken ist ein gutes Essen.« Wann immer die Verwandtschaft von Bier und Brot betont wird, soll damit auch gesagt werden, daß Bier ein sehr gesundes Getränk bzw. eine sehr gesunde flüssige Nahrung ist.

Das leuchtet ein, denn Bier – zumal wenn es nach dem strengen bayrischen Reinheitsgebot gebraut wird – enthält nur Natürliches und Gesundes: Getreide, Hopfen und Wasser. Im Bier sind also zahlreiche Nährstoffe, Mineralien, ja sogar Vitamine, und so kann man es auch als idealen Durstlöscher und natürlichen Mineraldrink empfehlen.

Wegen des Gehaltes an Vitamin B1 und C nahmen die Seeleute Bier früher mit auf große Fahrt, um Skorbut (eine Krankheit, die durch Vitamin C-Mangel entsteht) und Beriberi (eine Vitamin B-Mangelkrankheit) vorzubeugen. Noch heute gibt es dieses äußerst dicke, kräftige Dunkelbier der Seefahrer aus dem Jahre 1492, die »Braunschweiger Mumme«, allerdings nicht im Getränkemarkt, sondern – in den Braunschweiger Apotheken!

Bereits 2000 Jahre zuvor wurden in Ägypten viele Heilmittel mit Bier zubereitet, insbesondere dem sogenannten Bierschlamm wurde große Heilkraft zugeschrieben. Der »Bierschlamm« waren die Getreide- und Würzreste, die sich am Boden absetzten; die Braukunst steckte ja noch in den Kinderschuhen und das Bier wurde aus Brot gebraut. Die damaligen Biergenießer tranken deshalb – für heutige Bierfreunde wahrscheinlich eine gräßliche Vorstellung – ihr Bier mit Strohhalmen.

Durch archäologische Funde wie den »Papyrus Ebers«, der auf das Jahr 1555 vor unserer Zeitrechnung datiert wird, wissen wir von zahlreichen »Bierheilmitteln«, die gegen Hämorrhoiden, gegen Verstopfung, Wurmbefall, Husten, Schmerzen und sogar bei Skorpionstichen eingesetzt wurden.

Was die kosmetischen Wirkungen des Gerstensaftes betrifft, so berichtet schon Plinius der Ältere, daß die ägyptischen Frauen in Bier badeten, um reine, glatte Haut zu bekommen. Tatsächlich klingt diese Eigenschaft des Bieres heute durchaus plausibel; die vorteilhaften Wirkungen auf die Haut werden der Bierhefe zugeschrieben. Natürlich haben findige Pharmazeuten gleich Pillen hergestellt, so daß wir auf den Genuß verzichten können, und nur noch diese Hefepillen einnehmen müssen, um unserer

Haut die reinigende Kraft, die im Bier steckt, zukommen zu lassen. Aber ob der Verzicht auf den Genuß wirklich ein Fortschritt ist?

Obwohl die alten Griechen keine großen Bierfreunde waren, erwähnte doch auch der Arzt Hippokrates, der Begründer der wissenschaftlichen Heilkunde, einige Heilwirkungen des Bieres. *»Verweilen wir nun kurz beim Gerstensud,«* schreibt er, *»der mir unter den aus Getreide gewonnenen Nahrungsmitteln am besten bei akuten Beschwerden zu sein scheint.«* Er empfiehlt Bier bei Schlaflosigkeit, Fieber und zur Entwässerung.

Und wie sah es bei uns in Deutschland aus? Wir wissen, daß Bier in den Klöstern gebraut wurde. Tatsächlich kannten die Mönche und Nonnen die Wirkungen des Bieres sehr gut aus zahlreichen Selbstversuchen. Eine faszinierende Persönlichkeit dieser Zeit war Hildegard von Bingen (1098-1179), die zahlreiche religiöse, aber auch natur- und heilkundliche Werke verfaßte. Oft heißt es bei Hildegard, in ihrem Werk *Causa et Cura*, »Ursache und Heilung« (von Krankheiten), ganz lapidar: *Cerevisiam bibat*. Man trinke Bier. Kürzer geht es kaum.

Ein paar hundert Jahre später geriet der berühmte Arzt Paracelsus (1494-1541) schon etwas mehr ins Schwärmen, als er von der Heilkraft des Bieres schrieb. *Cerevisia malorum divina medicina* – Bier ist eine göttliche Medizin gegen Krankheiten.

Alte Arzneibücher führen zahlreiche Heilbiere auf, beinahe gegen jedes Leiden: gegen Epilepsie und Schlaganfall, Herz- und Halsbeschwerden, Ohren- und Zahnschmerzen, Magen- und Steinleiden, Gicht und Zipperlein.

Das Wissen um die Heilkraft des Bieres hielt sich solange, bis chemisch hergestellte Arzneien die Naturarzneien – und dazu könnte man mit einiger Berechtigung das Bier zählen – immer mehr verdrängten. Der Stadtarzt Leipzigs schrieb noch 1725: *»An gutem Bier ist mehr gelegen, als an medizinischen Goldessenzen, Herzpulvern und derlei sieben Sachen.«*

Bei Nierenerkrankungen und vor allem bei Nierensteinen wird Bier schon seit Jahrhunderten verordnet. Im »New England Journal of Medicine« berichteten drei Ärzte aus den USA und Japan von einer Studie, bei der sie über einen Zeitraum von neun Jahren auf der Insel Oahu 7000 Japaner beobachteten und regelmäßig untersuchten. Dabei kamen sie zu dem Ergebnis, daß die Zahl der Herztoten unter den Biertrinkern sehr viel geringer war als unter den Abstinenzlern.

Heute beginnt man langsam, sich der Heilkräfte des Bieres wieder bewußt zu werden, die äußerst beeindruckend sind. Wenn Sie Bier trinken,
- unterstützen Sie die Zellatmung und den Stoffwechsel
- stabilisieren Sie Ihren Kreislauf
- regen Sie die Nerventätigkeit an
- unterstützen Sie die Heilung bei Nervenschwäche
- beugen Sie nervöser Erschöpfung vor
- tun Sie einiges für die Schönheit Ihrer Haut und Haare
- kräftigen Sie Ihre Zähne
- unterstützen Sie die Durchspülung der Nieren
- beugen Sie Nierensteinen vor
- kurbeln Sie die Harnausscheidung und Entgiftung an
- beugen Sie koronaren Herzerkrankungen vor

In der Sportmedizin haben interessante Experimente mit Schwerathleten, denen regelmäßig Bier »verabreicht« wurde, gezeigt, daß der Biergenuß das Reaktionsvermögen sowie die Ausdauer und die Konzentration der Versuchsteilnehmer verbesserte.

Der Biergenuß ist aber auch wegen seiner positiven Wirkungen auf *Geist* und *Seele* zu empfehlen. Bei Thomas Mann (1875-1955) lesen wir beispielsweise: »*Ich trinke täglich zum Abendbrot ein Glas helles Bier und reagiere auf diese anderthalb Quart so stark, daß sie regelmäßig meine Verfassung dadurch verändern. Sie verschaffen mir Ruhe, Abspannung und Lehnstuhlbehagen.*«

Lange vor Thomas Mann hielt schon der griechische Philosoph Aristoteles (384 v. Chr.- 322 n. Chr) das Bier für ein »gutes, leichtes und unschädliches Schlafmittel«. Zusammengefaßt kann man sagen, daß Bier lockernd, erheiternd, entspannend wirkt, den Schlaf fördert und wegen seiner idealen Kombination aus Bitterstoffen, Alkohol und Hopfen ein äußerst gutes Anti-Streß-Mittel ist, das einem hilft, die Spannungen eines arbeitsreichen Tages abzubauen.

Bier ist auch ein ausgezeichnetes Mittel gegen Nervosität und innere Unruhe, und besonders in einer hektischen Zeit wie der unsrigen, wäre man gut beraten, immer wieder einmal zu seiner inneren Ruhe zurückzukehren, indem man sich niederläßt, und sich genug Zeit für den Genuß eines kleinen Bierchens nimmt.

Die richtige Dosis

Was schon Theodor Heuss so nett gesagt hat, gilt auch beim Bier: *»Wer säuft, sündigt, wer trinkt, betet.«*. Obwohl in weiten Teilen Deutschlands zeitweise sehr viel Bier getrunken wird – denken wir nur an das Münchner Oktoberfest, wo Tausende von Maßkrügen alljährlich darauf warten, von den Besuchern geleert zu werden – ist eine zu hohe Dosierung, vor allem wenn sie regelmäßig stattfindet, natürlich nicht zu empfehlen.

Als Grundregel gilt: Die optimale, heilsame Tagesdosis ist:
0,5 Liter Bier für Männer
0,3 Liter Bier für Frauen.

Bei bestimmten Erkrankungen, vor allem bei Nierenleiden und nervösen Störungen, sollten Sie die Dosis erhöhen. Für eine kurmäßige, kurzzeitige Anwendung können Sie getrost die doppelte bis dreifache Menge Bier auf den Tag verteilen.

Bei Schlaflosigkeit sollten Sie Ihr Bier direkt vor dem Zubettgehen trinken.

Vorsicht

Aufgrund des hohen Nährwertgehaltes von Bier ist es nicht empfehlenswert, die von uns empfohlene Dosierung wesentlich zu überschreiten, es sei denn, daß Sie sich auch noch mit einem kleinen Bierbäuchlein lieben ...

Im übrigen gewährleistet die Reinheit des Bieres, daß durch den Biergenuß praktisch keine unangenehmen Nebenwirkungen zu erwarten sind. Einige Ärzte empfehlen sogar Frauen in der Schwangerschaft und während der Stillzeit über den Tag verteilt bis zu 0,5 Liter Bier zu trinken.

Tips für die Praxis

Es gibt weltweit inzwischen Hunderte von Biersorten, und da uns der Platz mangelt, wollen wir Sie auf die entsprechende Literatur verweisen, die sich mit den verschiedenen Bieren, ihrem Geschmack usw. beschäftigt.

Aus gesundheitlicher Sicht sind vor allem das nicht sehr hopfenbittere »*helle Bier*«, das helle oder dunkle »*Weizenbier*«, das allerdings relativ viel Kohlensäure enthält und das helle, herbe »*Pils*« zu empfehlen. Sehr dunkle Biere und Starkbiere wie »*Doppelbock*« sollten nur ab und zu, nicht aber regelmäßig genossen werden.

Obwohl Bier kaum schädliche Rückstände enthält (vier bis fünf Wochen vor der Ernte darf der Hopfen nicht mehr gespritzt werden; ähnliches gilt für Weizen und Gerste, wodurch der Gehalt an Pflanzenschutzmitteln sich auf ein Minimum reduziert und die Rückstände für den menschlichen Organismus völlig unschädlich sind), können Sie Ihr Bier auch bei alternativen Brauereien einkaufen, die peinlich genau darauf achten, daß nicht nur das Reinheitsgebot beachtet wird, sondern daß auch das Getreide den Normen der biologisch-dynamischen Anbauweise entspricht. Tatsächlich schmecken diese »Bio-Biere« oft erstaunlich gut, und vielleicht lohnt es sich, den etwas höheren Preis von Zeit zu Zeit zu bezahlen.

Achten Sie darauf, daß das Bier nicht zu kalt ist – es sollte zwar kühl, nicht aber eiskalt sein, da es sonst zu unnötigen Reizungen kommen kann. Übrigens können Sie Bier auch aufwärmen und erhalten damit ein altes Hausmittel gegen Erkältungskrankheiten, Fieber und Erschöpfung.

Zeit für eine Tasse Tee

Kurzinfo

Als *Tee* werden die getrockneten Blattknospen und jungen Blätter des Teestrauches bezeichnet, wobei wir grundsätzlich zwischen dem *Chinatee* des chinesischen Teestrauches (*Camellia sinensis*) und dem *Assamtee* aus den Blättern des Assamteestrauches (*Camellia sinensis var. Assamica*) unterscheiden müssen. Während Chinatee in tropischen bis gemäßigten Gebieten angebaut wird, wächst Assamtee vor allem in tropischen Gebieten. Die Hauptlieferanten für Tee sind Indien, China und Sri Lanka.

Die zwei klassischen Teesorten bilden der *grüne* und der *schwarze* Tee. Beim grünen Tee werden die Blättchen gedämpft, gerollt und getrocknet, die grüne Farbe bleibt dabei erhalten. Beim Schwarztee werden die angewelkten Blätter stärker gerollt und durchlaufen anschließend einen Fermentationsprozeß, wodurch sie die typische dunkelbraune Farbe und ihren besonderen Geruch annehmen

Viele Legenden ranken sich um die Entdeckung des himmlischen Getränkes. Die berühmteste erzählt wie der »Sohn des Himmels«, der chinesische Kaiser Shen Nung, bei einem seiner Jagdausflüge gemäß einem alten Brauch Trinkwasser abkocht. Dabei fallen einige Blätter des wilden Teestrauches in das kochende Wasser, färben es hell und verbreiten einen so köstlichen Duft, daß der Kaiser nicht an sich halten kann und das Gebräu kurzerhand kostet. Shen Nung ist vom Geschmack begeistert und fühlt sich, obwohl er den ganzen Tag gewandert war, wunderbar erfrischt und erholt – der Tee ist geboren.

Fest steht jedenfalls, daß Tee in China seit nahezu 5000 Jahren bekannt ist, und daß es ursprünglich vor allem die Heilwirkungen des Tees waren, die die wachsende Begeisterung für dieses Getränk entfachten. Erst im 8. Jahrhundert findet der Tee in ganz China weite Verbreitung, zunächst wiederum vorwiegend als Arzneimittel. Es ist vor allem der Dichter Lu Yu, der die Verbreitung des Tees vorantreibt, und als er im Jahre 804 n. Chr.

stirbt, hinterläßt er das erste umfangreiche Werk über den Tee, eine Art *Heilige Schrift vom Tee.*

Dennoch soll es noch einige Jahre dauern, bis der Tee über den Seehandel endlich auch nach Europa kommt. Erst im Jahre 1610 erreicht ein Schiff der Niederländischen Ost-Indischen Gesellschaft Holland mit der ersten Teesendung, und so wurden die Niederlande das erste europäische Land, in dem sich der Tee verbreitete.

In Frankreich wird Tee um 1636, in Rußland zwei Jahre später bekannt. Erst um 1650 kommt der Tee nach England, und auch in der Nation, die noch Teegeschichte machen sollte, war der Tee zunächst der Aristokratie vorbehalten, da man für ein Pfund Tee nach heutigem Wert um die 150 Mark hinlegen mußte.

Bei uns in Deutschland dauerte es noch länger, bis der »neue Trend« des Teetrinkens sich verbreiten konnte, da Tee in Deutschland erst seit Beginn des 19. Jahrhunderts bekannt war.

Inhaltsstoffe

Tee enthält durchschnittlich 1 bis 5% Koffein, das beim Tee auch als Thein oder Tein bezeichnet wird, ferner Theobromin, Theophyllin, 7 bis 12% Gerbstoffe und zahlreiche Aromastoffe wie beispielsweise das ätherische Teeöl.

- *Schwarzer Tee (100 Gramm) enthält außerdem*
  Chrom: 110 Mikrogramm
  Eisen: 17000 Mikrogramm
  Fluor: 9500 Mikrogramm
  Jod: 8 Mikrogramm
  Kalium: 1790 Milligramm
  Magnesium: 184 Milligramm
  Phosphor: 314 Milligramm

Wirkungen

Während die meisten von uns wissen, daß Kräutertees sehr heilkräftige Wirkungen aufweisen, denken wir bei grünem und schwarzem Tee selten daran, daß auch diese Genußmittel Heilkräfte besitzen. Und das, obwohl der Tee seit seiner Entdeckung in China und in den darauffolgenden 4000 Jahren auch außerhalb Chinas fast ausschließlich als Heil- und Arzneimittel bekannt war.

Was die *körperlichen Wirkungen* betrifft, so wußten schon die alten Chinesen, daß Tee den Kreislauf anregt, entgiftend wirkt, die Ausscheidung fördert, die Augen funkeln läßt, die Glieder leicht, den Atem tief und den Geist klar macht.

Aber nicht nur die alten Chinesen, auch die Europäer wußten die gesundheitlichen Wirkungen des Tees zu schätzen. So erklärte der Leibarzt des Kurfürsten August des Starken, daß der Konsum von 200 Tassen Tee bedenkenlos sei – was wir doch für etwas übertrieben halten. Auch in Holland wurde Tee zunächst in kleinen Mengen in Apotheken verkauft. In Frankreich bekämpfte der gichtgeplagte Ludwig XIV sein Leiden nach fernöstlicher Sitte mit Tee. Interessanterweise treten in Ländern, in denen sehr viel Tee getrunken wird, weniger Arterioskleroseerkrankungen und Schlaganfälle auf.

In einem englischen Text aus dem Jahre 1660, einer Anzeige des Londoner Kaffeehauses *Garway's*, wird die Wirkung des Tees folgendermaßen beschrieben: »*Er macht den Körper munter und aktiv. Er vertreibt Kopfschmerzen und Schwindel ... Er vertreibt jede Müdigkeit, reinigt die Körpersäfte und die Leber. Er kräftigt den Magen, unterstützt die Verdauung ... Er hilft bei Alpträumen, macht das Gehirn frei und stärkt das Gedächtnis. Besonders aber hält er wach. Schon ein Aufguß genügt, um die Nächte durcharbeiten zu können, ohne dem Körper zu schaden.*«

Die Heilkräfte des grünen und schwarzen Tees sind inzwischen auch von der modernen Forschung entdeckt und untersucht worden. Zusammengefaßt können wir heute sagen, daß der Teegenuß
- die Zähne stärkt und vor Karies schützt
- den Magen stärkt
- die Verdauung unterstützt
- die Wundheilung beschleunigt

- die Heilung von Schilddrüsenleiden unterstützt
- niedrigen Blutdruck normalisiert
- gegen Schwindelgefühle hilft
- das Blut reinigt
- bei Allergien und Hauterkrankungen hilft
- die Entschlackung fördert
- allgemein entgiftend wirkt
- die Leberfunktion unterstützt
- das Abnehmen erleichtert
- vorbeugend gegen Arteriosklerose wirkt
- die Muskulatur regeneriert (Grund für den Pausentee bei Sportlern)

Die Heilwirkungen des Tees betreffen aber nicht nur die körperliche Seite, denn Tee ist auch ein vorzügliches Mittel für *Seele* und *Geist*. In buddhistischen Klöstern wird er seit jeher getrunken, um Ermüdungs- und Erschöpfungserscheinungen, als Folge stundenlanger Meditationen, zu verhüten.

Die alten Chinesen wußten bereits, daß Tee den Willen stärkt und die Seele streichelt. Innerhalb der Zen-Kultur wurde das Teetrinken zum Ritual erhoben und so ist die Zeremonie des Teetrinkens auch ein fester Bestandteil der östlichen Philosophie und eine Methode, Nirvana zu erreichen.

So lesen wir denn auch bei einem Mönch namens Lu T'ang: »*Während die erste Tasse Tee mir Lippen und Kehle befeuchtet, die zweite meine Trauer vertreibt, die dritte mein Inneres durchforscht ..., fange ich bei der vierten Tasse an zu schwitzen, so daß alles Schlechte ausgeschieden wird. Bei der fünften Tasse bin ich gereinigt, die sechste Tasse bringt mich der Unsterblichkeit nahe, doch die siebte Tasse – sie läßt mich den Hauch des Windes fühlen, der mich zu den Inseln des P'eng-lai-shan trägt, wo die Unsterblichkeit beheimatet ist.*« (siehe Blofeld, Das Tao des Teetrinkens, Anhang)

Wenn Sie sich immer müde und energielos fühlen, und wenn Sie sich darüber ärgern, daß Sie zu willensschwach sind, um die Dinge, die Sie sich vorgenommen haben, zu erledigen, dann ist schwarzer oder grüner Tee das Mittel der Wahl.

Neben dem aktivierenden Aspekt hat Tee jedoch auch einen beruhigenden, spirituellen Aspekt. Dies ist der Grund dafür, daß der »reinigende« Tee auch hilfreich ist, um die Gedanken von unnötigem Ballast zu befreien und in eine Ruhe des Denkens, beziehungsweise in die Stille zu kommen. Tee hilft auch allen Menschen, die »schwere« Träume, also Alpträume haben, da der regelmäßige Teegenuß Gedanken und Gefühle leichter macht.

Im Gegensatz zum Kaffeegenießer erlebt der Teetrinker eine sanftere Form der geistigen Aktivierung, die sich unter anderem in einer Anregung der Phantasie zeigt. Das im Tee enthaltene Koffein wirkt im Gegensatz zum Koffein aus dem Kaffee nicht über Herz und Kreislauf, sondern über das Gehirn, wodurch die Aktivierung zwar nicht so stark ist, dafür aber länger anhält.

Vor allem Künstler oder Menschen, die ihre Kreativität aus beruflichen oder privaten Gründen anregen möchten, wären gut beraten, regelmäßig Tee zu trinken. Ebenso Menschen, die auch nachts noch geistig arbeiten müssen.

Bei Rudolf Steiner lesen wir: » *...Das Starkwirkende des Tees ist, sagen wir, witzige Gedanken, blendende Gedanken aufglänzen zu lassen, die aber in der Einzelheit eine gewisse leichte Kraft haben. ...Beim Tee werden die Gedanken mehr auseinandergerissen (als beim Kaffee). Der Tee ist daher nicht mit Unrecht ein beliebtes Diplomatengetränk...*«*

Tee ist wohl eines der geeignetsten Getränke, wenn man sich mit Menschen trifft, mit denen man vielleicht nicht ganz harmoniert. In der Tat kann eine Tasse Tee enorm dazu beitragen, geistige »Verständigungsbrücken« zum Du zu bauen und dadurch Lösungen für bestimmte Probleme zu finden.

Dies schließt natürlich nicht aus, daß wir Tee auch mit guten Freunden oder alleine trinken können, denn Tee ist im Grunde ein Getränk für jeden Anlaß.

---

* aus: Steiner, Themen aus dem Gesamtwerk 7 – Ernährung und Bewußtsein, Seite 61

Die richtige Dosis

Natürlich ist es nicht sinnvoll, täglich 200 Tassen Tee zu trinken, wie es der bereits erwähnte Leibarzt des Kurfürsten August empfohlen hat. Dennoch stellt die Dosierung beim Tee ein sehr viel geringeres Problem als etwa beim Wein dar. Wenn es Ihnen schmeckt, und Sie spüren, daß es Ihnen guttut, können Sie täglich getrost vier bis fünf Tassen Tee trinken. Der englische Schriftsteller Samuel Johnson (1709-1784) hatte einen Tagesverbrauch zwischen zwanzig und dreißig Tassen Tee, was ihm scheinbar nicht geschadet hat.

Die unbedenkliche Dosis liegt bei drei, die heilsame Dosis bei ein bis zwei Tassen Tee am Tag. (Gemeint sind hierbei normale bis mittelgroße Teetassen, pro Tasse nicht mehr als 200 ml.)

Wenn Sie möchten, können Sie den Tee mit etwas Milch und Honig süßen, was sich jedoch nur beim schwarzen, nicht aber beim grünen Tee empfiehlt.

Tips für die Praxis

Wer ein wahrer Teekenner werden will, hat sich einiges vorgenommen, da es hunderte verschiedener Tees mit unterschiedlicher Herkunft, unterschiedlicher Güte und unterschiedlichem Geschmack gibt.

Da es genug Literatur zu diesem Thema gibt, wollen wir Ihnen nur einige wichtige Tips geben. Prinzipiell gilt es, möglichst hochwertige Teesorten zu verwenden, und die einfache Regel dabei lautet, daß das Aroma eines Tees um so besser ist, je höher die Lage ist, in der er wächst. So werden wirkliche Spitzentees in den Plantagen über 2000 Meter Höhe gewonnen.

Natürlich ist es reine Geschmacksache, welchen Tee Sie gerne trinken. Bei Schwarztees aus Indien sind es vor allem der zartblumige, milde *Darjeeling* mit seiner goldgelben Farbe und der um einiges kräftigere *Assamtee*, der auch würziger schmeckt und eine dunklere Farbe hat als der *Darjeeling*, die für Heilzwecke zu empfehlen sind.

Beim *First flush Assamtee* handelt es sich um den Tee der ersten Ernte, der Tee der zweiten Ernte heißt *Second flush* und ist kräftiger und stärker als der First flush. Auch ein guter *Ceylontee* wie der *Uva* mit seinem besonders herben Geschmack oder der vollmundige, ebenfalls sehr kräftige *Nurelia* sind zu empfehlen.

Unter den Chinatees gehören vor allem der weiche, milde *Yünnan* und der leicht rauchige *Keemum* zu den Spitzentees, desweiteren der dunkle *Pingsuey*, der ebenso wie der *Keemum* nur wenig Koffein und Gerbsäure enthält und sehr bekömmlich ist.

Grundsätzlich können Sie beim Teekauf zwischen Blatt-Tees (ganze Blätter) und Broken-Tees (gebrochene, zerkleinerte Blätter) wählen. Beim Blatt-Tee bedeutet *Souchong* (S.) die gröbste Blattsortierung, nämlich das dritte Blatt des gepflückten Teetriebes. Das zweite, entfaltete Blatt wird als *Pekoe* (P.) und das erste, lange und zarte Blatt als *Orange Pekoe* (O.P.) bezeichnet. Ferner können Sie beispielsweise das erste, aber noch nicht voll entwickelte Blatt als *Flowery Orange Pekoe* (F.O.P.) oder als feinste Sortierung den *Golden Flowery Orange Pekoe* (G.F.O.P.) erwerben.

Was die Broken Tees, also die zerkleinerten Blätter betrifft, so unterscheidet man den Broken Pekoe Souchong (B.P.S.) mit den kugelig gerollten Blättern, den *Broken Orange Pekoe* (B.O.P.), der besonders kräftig ist , den *Flowery Broken Orange Pekoe* (F.B.O.P.) und die feinste Broken-Sortierung nämlich den *Golden Flowery Broken Orange Pekoe* (G.F.B.O.P.).

Damit nicht genug, Sie können auch noch sogenannte *Gunpowder-Tees*, die oft die Grundlage für künstlich parfümierte Tees bilden, sowie die *Fannings*, kleine, körnige Teeteilchen mit hohem Koffeingehalt, und schließlich *Dust*, die künstlich zu Staub zerriebenen, sehr ergiebigen und schnell löslichen Teeblätter, die bei uns fast ausschließlich für Teebeutel verwendet werden, kaufen.

Mag die bisherige Aufzählung schon verwirren, so muß man leider sagen, daß das Teeangebot kaum überschaubar ist, da es noch sehr viel mehr indische und chinesische, ferner jede Menge an indonesischen, japanischen, türkischen, russischen, grünen, halbfermentierten, aromatisierten und parfümierten Tees gibt.

Falls Sie kein ausgesprochener Teekenner sind, sollten Sie zunächst mit einigen wenigen, hochwertigen Teesorten experimentieren und zunächst keine Teemischungen verwenden, desweiteren von parfümierten Tees absehen. Doch wichtiger, als die Fülle an Tees auszuprobieren, ist die richtige Zubereitung.

Denken Sie daran, daß sich die Heilwirkungen des Tees um so besser entfalten werden, je mehr Zeit Sie sich für Ihre Tasse Tee nehmen und je mehr Sie das Teetrinken zu einer kleinen privaten Zeremonie machen. Damit Ihr Tee Sie geschmacklich auch wirklich befriedigt, sollten Sie einige einfache Regeln beachten:

- Lagern Sie Ihren Tee immer gut verschlossen an einem kühlen, trockenen und lichtgeschützten Platz.
- Verwenden Sie am besten einen Teekessel aus Kupfer, Emaille oder rostfreiem Stahl. Meiden Sie Aluminiumkessel und spülen Sie den Kessel zunächst immer sorgfältig aus.
- Achten Sie auf beste Wasserqualität. Lassen Sie Wasser, das in den Rohren gestanden ist, zunächst kurz laufen. Verwenden Sie kaltes Leitungswasser und vermeiden Sie Wasser, das schon einmal gekocht wurde. Je nach der Qualität des Leitungswassers, das Ihnen in Ihrem Wohngebiet zur Verfügung steht, und je nach seinem Chlor-, Kalk-, Magnesiumgehalt usw., passen unterschiedliche Tees am besten zu Ihrem Wasser. In Teefachgeschäften wird man Sie diesbezüglich gut beraten können, sofern Sie sich über Ihre Wasserwerte informiert haben.
- Verwenden Sie auf 250 ml Wasser 1 Teelöffel Tee. Für Broken Tea genügt ein gestrichener, für Blatt-Tee brauchen Sie einen gehäuften Teelöffel. Wenn Sie den Tee stärker mögen, geben Sie nach englischer Sitte noch einen weiteren Teelöffel für die Kanne hinzu.
- Geben Sie den Tee in eine Teekanne aus Porzellan oder glasiertem Steingut und wärmen Sie die Teekanne immer kurz mit heißem Wasser vor.
- Lassen Sie schwarzen Tee fünf Minuten, grünen mindestens

sechs Minuten ziehen. Prinzipiell wirkt ein Tee um so anregender, je kürzer Sie ihn ziehen lassen. Lassen Sie ihn länger ziehen, wird der Tee einerseits etwas herber, wirkt aber durch die Freigabe der Gerbstoffe beruhigender.
- Benützen Sie schönes Teegeschirr, nicht nur was die Kanne, sondern auch was die Tassen betrifft. Am besten eignen sich dünne Porzellantassen. Denken Sie daran, daß auch das Auge mitgenießen will.
- Obwohl Sie gute Tees idealerweise ohne Milch und Zucker trinken sollten, können Sie gerade bei kräftigeren, herben Sorten etwas Milch zum Tee geben. Da Zucker oder Zitrone das feine Aroma des Tees stark verändern, sollten Sie sich überlegen, ob Sie nicht lieber auf diese Zusätze verzichten. Wenn Ihnen allerdings nur süßer Tee schmeckt, so brauchen Sie keine gesundheitlichen Nachteile zu befürchten, wenn Sie Ihren Tee mit etwas Zucker oder Honig süßen.

Zucker – einige Worte zum »Süßen Gift«

Zum Abschluß unseres Buches über das Genießen, möchten wir noch ein paar Kleinigkeiten zum Zucker sagen. Obwohl Zucker sich in seiner Geschichte, seiner Zusammensetzung usw. stark von traditionellen Genußmitteln wie Kaffee oder Wein unterscheidet, ist Zucker doch andererseits auch eine Substanz, die eng mit dem Genuß zusammenhängt. Obwohl wir grundlegende Dinge hierzu bereits bei der Behandlung der Schokolade erwähnten, in der ja auch Zucker enthalten ist, sollten wir vielleicht doch noch einmal einen Blick auf das »süße Gift« werfen, das für viele Menschen assoziativ mit Genußmitteln wie Kaffee, Tee oder heißer Schokolade verbunden wird und außerdem in Süßigkeiten wie Kuchen, Bonbons, Speiseeis usw. enthalten ist.

Einerseits wissen wir alle aus Erfahrung, was der italienische Humanist und Dichter Francesco Petrarca (1304-1374) so schön ausgedrückt hat: »*Ein ganz klein wenig Süßes kann viel Bitteres verschwinden machen.*« Viele Menschen, vor allem Kinder und ältere Leute, lieben Zucker über alles. Auf der anderen Seite hat Zucker derzeit einen so schlechten Ruf, daß man meinen könnte, es gäbe keine noch so ausgefallene Erkrankung, die nicht durch die direkten oder indirekten Folgen des Zuckerkonsums verursacht werden kann.

Die an und für sich begrüßenswerte »Ökobewegung«, die eine natürliche Reaktion sensibler Menschen auf eine allzu unnatürliche, überzivilisierte und denaturierte Lebensmittelindustrie ist, hat im Banne ihrer oft fanatischen »Heilslehre« zuweilen ernsthafte Probleme damit, locker zu bleiben.

Wie viele verkrampfte Gesichter begegnen uns nicht in den Reihen der »Müslikrieger«, die Schokolade, Kaffee, Schwarztee, Fleisch, Bier, Tabak und vor allem auch Zucker zu ihren Erzfeinden erklärt haben und jedem, der es wagt, öffentlich ein Stück Schokolade zu essen oder diese gar seinem Kinde anzubieten, unerschrocken und energisch entgegentreten, um das vermeintliche Übel nach Möglichkeit noch zum Besseren zu wenden.

Gerade der Zucker steht derzeit im Mittelpunkt der Angriffe. Und an was es da nicht alles Schuld trägt, das »süße Gift«. Nicht nur, daß es die Zähne ruiniert, Akne erzeugt, Krebs hervorruft, Arteriosklerose und Herzinfarkt, Leberschäden, Magengeschwüre und Haarausfall begünstigt, es ist auch für Geisteskrankheiten, Depressionen und womöglich noch für Probleme mit dem Ehepartner, der wieder einmal vergessen hat, seine Zahnpastatube zuzudrehen, verantwortlich zu machen. Der Verdacht drängt sich auf, daß die Menschheit zu guter Letzt doch noch einen Weg zum Glück finden kann, und der besteht darin, auf Zucker zu verzichten.

Was ist Zucker überhaupt?

Um Mißverständnissen vorzubeugen, muß man natürlich erst einmal klären, was gemeint ist, wenn man von »Zucker« spricht. Zucker ist die Bezeichnung für süß schmeckende, wasserlösliche, meist farblose, aus vielen Kristallen bestehende Kohlenhydrate.

Obwohl man verschiedene Zuckerarten, wie etwa Fruchtzucker (*Fructose*), Traubenzucker (*Glucose*), Milchzucker (*Lactose*) und Malzzucker (*Maltose*) unterscheidet, wird der Begriff »Zucker« meist für das Disaccharid *Saccharose* benützt, das vor allem aus Zuckerrüben und Zuckerrohr gewonnen wird, weshalb man von Rübenzucker beziehungsweise von Rohrzucker spricht.

Die Kristallisation des Zuckers aus dem Zuckerrohr wurde bereits im 4. Jahrhundert n. Chr. in Indien entdeckt. Während der Kreuzzüge gelangten die Kenntnisse der Zuckergewinnung nach Europa. Aber erst 1747 wurde die Möglichkeit, Zucker aus Rüben zu gewinnen, von dem deutschen Chemiker A.S. Markgraf entdeckt.

Während die eine Hälfte der gesundheitsbewußten Bevölkerung nur den von Natur aus in Obst, Milch und Getreide vorkommenden Zucker (genaugenommen Kohlenhydrate) befürwortet, können andere sich auch noch mit Zuckerarten wie dem Traubenzucker, dem braunen Zucker oder natürlichen Süßmachern wie Ahornsirup und Honig anfreunden. In einem sind sich aber alle einig, daß nämlich der industriell hergestellte, weiße beziehungsweise »isolierte« Zucker das Tor zur Hölle darstellt.

Wie schädlich ist das süße Gift?

Was ist nun dran, an den Behauptungen?

Um es kurz zu machen – nicht viel! Was (wissenschaftlich nachgewiesen) feststeht, ist, daß weißer Zucker »leere Kalorien« liefert, und daß er, wenn man recht ordentliche Mengen von ihm verschlingt, dick macht(vor allem wenn man die Neigung zu Übergewicht hat. Es gibt natürlich auch Menschen, die wahre Zuckermassen zu sich nehmen und trotzdem kein Übergewicht haben und Übergewichtige, die Zucker meiden).

Zweitens (und letztens) ist die schädliche Wirkung des Zuckers in Bezug auf die Bildung von Karies bewiesen, und da hilft nur eins: Zähne putzen! Wer sich allabendlich noch ein Betthupferl gönnt und sich die Zähne dann nicht putzt, braucht sich über eine etwaige Arbeitslosigkeit seines Zahnarztes keine Sorgen zu machen. Übrigens sollte man sich nach *jeder* Mahlzeit die Zähne putzen, denn es verhält sich ja keineswegs so, daß Menschen, die sich zuckerfrei ernähren, kein Karies hätten. Wer sehr viel Zucker ißt, sollte bedenken, daß Zucker als »Vitamin B1-Räuber« gilt und sich entsprechend vitaminreich ernähren.

Die positiven Wirkungen des Zuckers

Wenn Sie sich Ihr Leben gerne ein wenig »versüßen« möchten, wenn Sie Kaffee lieber mit Milch und Zucker zu sich nehmen, wenn Sie sich ab und an ein Stückchen Kuchen gönnen oder gerne mal einen Pfannkuchen mit Marmelade essen, so können Sie dies beruhigt tun, denn Zucker ist wirklich wesentlich unschädlicher, als oft behauptet wird.

Der Zucker hat in Wirklichkeit einige durchaus positive Wirkungen auf Körper, Seele und Geist. So wirkt er in kleinen Mengen entspannend und beruhigend. Die medizinische Forschung konnte außerdem den Zusammenhang zwischen mäßigem Zuckergenuß und der Entstehung von Diabetes, Depressionen oder gar von kindlicher Hyperaktivität nicht bestätigen.Ganz im Gegenteil scheint es so zu sein, daß eine kleine Menge Zucker Kinder beruhigt. Vielleicht sollte man lieber öfter mal den Fernseher ausschalten, um Nervosität und gesteigerte Aktivität bei Kindern in den Griff zu bekommen, anstatt ihnen ihren heißgeliebten Schokopudding zu versagen, den sie sich dann wahrscheinlich ohnehin heimlich beim Nachbarskind holen werden.

Der Genuß einer kleinen Menge Zucker kann geradezu als »Erste-Hilfe-Maßnahme« angesehen werden, wenn Blutzucker- und Serotoninspiegel niedrig sind. Es ist gilt jedoch zu beachten, daß der Blutzuckerspiegel nur vorübergehend angehoben wird.

Zucker ist gleichbedeutend mit Monosacchariden, also einfachen Kohlenhydraten. Diese werden schnell aufgenommen, schnell verdaut und leicht absorbiert. Innerhalb weniger Minuten steigt der Glukosewert im Blut an. Ihr Körper verwandelt Zucker und Kohlenhydrate immer in Glukose, und so gesehen macht es für das Gehirn keinen großen Unterschied, ob Sie Zucker und Kohlenhydrate in Form von Kartoffeln, Honig, Rohrzucker oder in Form von weißem Zucker aufnehmen.

Da Zucker sehr schnell ins Blut gelangt, bringt er auch schnelle Energie, was in einigen Situationen dringend erforderlich ist.

Zucker versorgt das Gehirn mit *Tryptophan*, einem Serotoninbaustein. Bereits 30 Gramm Süßigkeiten in Form von einigen Plätzchen oder auch einem Teelöffel Zucker genügen, um den Serotoninspiegel im Gehirn ansteigen zu lassen, wodurch unser Konzentrationsvermögen steigt und wir gleichzeitig mehr innere Ruhe entwickeln. Dies mag auch erklären, warum wir vor allem in Streßsituationen dazu neigen, zu Süßigkeiten zu greifen.

Übrigens ist das wohlbekannte Betthupferl sinnvoller, als man denkt, denn eine kleine Menge Zucker vor dem Zubettgehen hilft uns, besser einzuschlafen und auch besser durchzuschlafen. Natürlich dürfen wir dabei, wie gesagt, nicht vergessen, uns anschließend die Zähne zu putzen.

Zucker läßt übrigens nicht nur den Serotoninspiegel steigen, sondern er regt auch die Endorphinproduktion im Gehirn an. Es wird vermutet, daß diese Vermehrung der Endorphine, die ja als »körpereigene Opiate« bezeichnet werden, der Grund dafür ist, weshalb Süßigkeiten sich im Tierversuch als schmerzlindernd herausgestellt haben und auch auf den Menschen sehr euphorisierend wirken.

Auch im *Ayurveda*, der indischen Heilkunst, hat der Zucker durchaus seine Berechtigung. So heißt es hier, daß weißes Zuckerrohr nahrhaft und stärkend ist und dem Menschen neues Leben verleiht. Es ist von süßem Geschmack und vertreibt Erschöpfung, so daß es insgesamt die Wirkung eines Stärkungmittels hat. Ferner empfehlen Ayurvedaärzte den Zuckergenuß bei Appetitlosigkeit, Brechreiz und zur Vermehrung des Samens.

Auf einige ganz anders geartete Vorteile des Zuckers macht uns die Anthroposophie aufmerksam. Bei Rudolf Steiner lesen wir: *»Zucker ist besonders charakteristisch. Zucker differenziert sich ja zunächst im Geschmacksurteil sehr stark von anderen Substanzen. Diese Differenzierung kann man im gewöhnlichen Leben sehr gut bemerken, nicht nur an den*

Kindern, sondern auch manchmal an älteren Leuten an der Vorliebe, die da für Zuckersubstanz vorhanden ist«, und weiter heißt es: »*...durch den Zuckergenuß wird – man möchte sagen – eine Art unschuldiger Egoität geschaffen, die ein Gegengewicht bilden kann gegen die notwendige Selbstlosigkeit auf moralisch-geistigem Gebiet.*«*

Auch als Mittel, den Boden nicht unter den Füßen zu verlieren, ist Zucker legitim, denn Steiner fährt fort: «*Dazu trägt ein gewisser Zusatz von Zucker zu der Nahrung bei, einem die Möglichkeit zu geben, trotz allen Hinaufsteigens in die geistigen Welten mit beiden Beinen auf der Erde stehenzubleiben ...*«*

Interessant ist auch der von Rudolf Steiner entdeckte Zusammenhang zwischen Zuckergenuß und der Stärke der menschlichen Persönlichkeit:

»*In Ländern, wo nach der Statistik wenig Zucker genossen wird, sind die Menschen weniger mit Persönlichkeitscharakter ausgestattet als in Ländern, wo mehr Zucker genossen wird. Gehen Sie in die Länder, wo die Menschen mehr persönlich auftreten, wo jeder sozusagen sich in sich fühlt, und dann von da in Länder, wo die Menschen, man möchte sagen, mehr den allgemeinen Volkstypus haben, unpersönlicher sind schon in der äußeren physischen Natur, so werden Sie finden, daß in ersteren Ländern viel und in den letzteren wenig Zucker konsumiert wird ...*«*

Noch ein Wort zum Zuckerersatz, dem Süßstoff: Aus gesundheitlichen Gründen ist es sehr viel besser, den »schönen weißen Zucker« zu verwenden als die chemischen Süßstoffe, die oft in »Light-Produkten« enthalten sind. Während die Süßstoffe für Diabetiker zwar sinnvoll sein mögen, sollte man im allgemeinen auf Stoffe wie *Saccharin* und *Cyclamat* verzichten. Auch wenn diese Stoffe an sich nicht krebsauslösend sind, können sie die krebsauslösende Wirkung von anderen Substanzen fördern.

---

* aus: Steiner, Themen aus dem Gesamtwerk 7 – Ernährung und Bewußtsein, Seite 58 f.

Was *Aspartam* und *Acesulfam* betrifft, so sind diese Stoffe im Grund noch nicht lange und ausreichend genug erforscht worden, so daß auch die Langzeitwirkungen bisher unbekannt sind. Zuckeraustauschstoffe wie *Sorbit, Xylit, Isomalt* und *Maltit* scheinen recht harmlos zu sein, können jedoch in einigen Fällen Durchfall auslösen.

Übrigens ist es ein Gerücht, daß brauner Zucker viel mehr Mineralstoffe enthält als weißer, und zusammengefaßt kann man sagen: Wenn Sie es gerne süß mögen, dann gönnen Sie sich ruhig ab und zu ein wenig Zucker, egal ob weißen, braunen oder Traubenzucker, denn er wird Ihnen gut tun, da auch hier gilt: *»Gesund ist, was schmeckt.«*

Empfehlenswerte Literatur rund um das Thema Genuß

Ambrosi, H./Swoboda, J.: »Wein richtig genießen lernen«, Falken, Niedernhausen 1995
Bibulus: »1x1 des guten Weins«, Mosaik, München 1984
Blay, E.: »Das kleine Buch vom Kaffee«, Heyne, München 1995
Blofeld, J.: »Das Tao des Teetrinkens.« Barth, München 1985
Buoza, M. (Herausg.): »Compact Minilexikon. Kaffee von A-Z«, Compact, München 1991
E. C. C. Corti: »Geschichte des Rauchens«, Insel, Frankfurt 1986
Feinhals, J. (Herausg.): »Vom Glück des Rauchens«, Harenberg, Dortmund 1983
Fuchs/Gemmer/Kühlcke: »Gesund ernähren mit Fleisch und Wurst«, Deutscher Fachverlag, Frankfurt, 1990
Friedrich, E.: »Bier. Mit 50 Rezepten aus aller Welt«, Stuertz, Würzburg 1993
Gööck, R.: »Tee. Mit 50 Rezepten aus aller Welt«, Stuertz, Würzburg 1990
Hacker, R.C.: »Die Kunst, Pfeife zu rauchen«, Heyne, München 1993
Hammitzsch, H.: »Zen in der Kunst des Tee-Weges«, Barth, O.W., München 1988
Heise, U.: »Kaffee und Kaffeehaus«, Kiepenheuer, Leipzig 1996
Koch, M.: »Das kleine Buch vom Tee«, Heyne, München 1993
Köhnlechner, M.: »Die Heilkräfte des Weins«, Herbig, München
Kriesi, R./Osterwalder, P.: »Wein erleben und genießen«, Stuertz, Würzburg 1994
Mc Cormick, J.: »Rauchen und doch gesund leben«, Ariston, München 1992
Morton, M./Morton, Fleisch.: »Schokolade – Kakao, Praline, Trüffel & Co.«, Deuticke, Wien 1995
Ornstein, R./Sobel, D.: »Gesund durch Lebensfreude«, Hugendubel, München 1994
Precht, Kaffee.: »Bier – Kulturgeschichten«, Edition Dia, Berlin 1994

Schivelbusch, W.: »Das Paradies, der Geschmack und die
    Vernunft – Eine Geschichte der Genußmittel«,
    Hanser, München 1980
Steiner, Rudolf: » Themen aus dem Gesamtwerk 7- Ernährung
    und Bewußtsein« Verlag Freies Geistesleben, Stuttgart 1981
Schwarz A./Schweppe R.: »Aromatherapie – Düfte für die Seele«,
Humboldt, München 1995
Strutzmann, H.: »Kaffee – Vom Genuß des braunen Goldes«,
    Falken, Niedernhausen 1984
Supp, E.: »Wein für Einsteiger«, Gräfe und Unzer, München 1992
Waterhouse, D.: »Frauen brauchen Schokolade«,
    Goldmann, München 1995
Wheeler, S.: »Schokolade. Süße Träume«, Dumont, Köln 1995

Margret Madejsky / Olaf Rippe

Heilmittel der Sonne

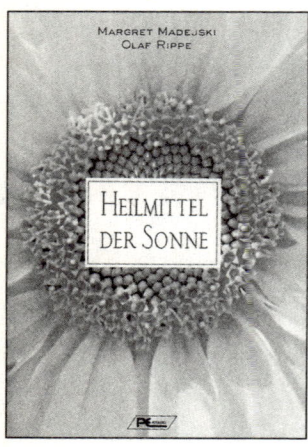

- **Heilwirkung der Sonne**
- **Zahlreiche »Sonnenrezepte«**
- **Sonnenfeuer in Pflanzen, Tieren und Edelsteinen**
- **Das »Sonnenmetall« Gold**
- **Zahlreiche, außergewöhnlich schöne Farbfotos**

192 S., Klappenbroschu-
durchgehend farbig
ISBN 3-8138-0414-3

Bücher aus dem Peter-Erd-
Programm finden Sie im
Buchhandel.
Fordern Sie das kostenlose
Gesamtverzeichnis an bei:
Verlag Peter Erd,
Gaißacher Straße 18
81371 München
Tel. (089) 725 30 04
Fax (089) 725 01 41

Zahlreiche Heilmittel, Pflanzen, Mineralien und sogar Tiere, stehen eng mit der Sonne in Verbindung. Eine Vielzahl praktischer Rezepte ermöglicht es Ihnen, die Kraft der Sonne für sich zu nutzen.

Jan Deiters
ABC der Aromatherapie

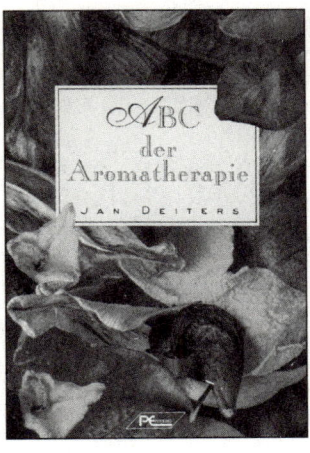

- **Zahlreiche Anwendungen nach Symptomen geordnet**
- **Übersichtlichkeit und praktische A-Z-Gliederung**
- **Zusatzinfo in den Umschlagklappen**

ca. 144 S.,
Klappenbroschur
ISBN 3-8138-0440-2

Bücher aus dem Peter-Erd-Programm finden Sie im Buchhandel.
Fordern Sie das kostenlose Gesamtverzeichnis an bei:
Verlag Peter Erd,
Gaißacher Straße 18
81371 München
Tel. (089) 725 30 04
Fax (089) 725 01 41

Heilen Sie sich selbst mit Düften und Aromen! Dieser Ratgeber ermöglicht es Ihnen, die Therapie für Ihre Beschwerden schnell zu finden. Anregungen aus anderen Bereichen der Alternativen Medizin machen dieses Buch zu einem echten unentbehrlichen Ratgeber!

Jörg Linditsch
ABC des Teebaumöls

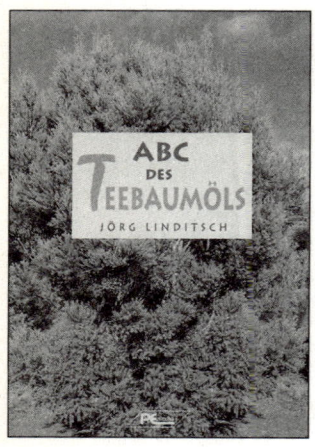

- **Das reiche Wirkungsspektrum nach Symptomen geordnet**
- **Übersichtlichkeit und praktische A-Z-Gliederung**
- **Zusätzliche Tips aus anderen Bereichen der Naturmedizin**

ca. 144 S.,
Klappenbroschur
ISBN 3-8138-0429-1

Bücher aus dem Peter-Erd-Programm finden Sie im Buchhandel.
Fordern Sie das kostenlose Gesamtverzeichnis an bei:
Verlag Peter Erd,
Gaißacher Straße 18
81371 München
Tel. (089) 725 30 04
Fax (089) 725 01 41

Was sonst als Tuben und Tropfen ganze Regalwände füllt, steckt in einem Fläschchen Teebaumöl. Mit diesem Ratgeber wird es zum »Allroundheiler« für den Alltag. Nutzen Sie die Kraft dieser Essenz!